Acupuncture and moxibustion clinic
MANAGEMENT KNOW-HOW

即実践!

受療率1ケタ時代を生き残る

鍼灸院経営術

開業鍼灸院の年商1000万円が
当たり前になれば
鍼灸業界は変わるかもしれない

Written by
TOMITA HIDENORI

一鍼入魂堂 鎌倉治療院院長
富田 秀徳

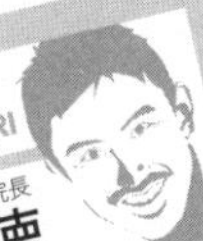

医道の日本社
Ido・No・Nippon・Sha

はじめに

開業時の年齢38歳。まかりなりにも、それなりの社会経験を積んできたと自負していました。なぜだか「俺がダメだったら、誰も成功なんかしやしない」といった、まったく根拠のない自信だけがありました。

まず少しだけ私のプロフィールをご紹介します。

社会に出てからの我が人生は、紆余曲折。まさに自分史上最低の低空飛行時代でした。ハワイ留学を経て、まず広告代理店へ就職しました。ここら辺りで変な勘違いを起こして、ベンチャーを起業し、あえなく失敗。どん底のなかで、自分には「世の中を生き抜く特別な武器（スキル）がない」ことを初めて痛感しました。そこで心機一転、留学時代に興味を持った東洋医学で再起を誓うことにしたのです。

鍼灸を勉強し始めたのは、遅ればせながら32歳でした。働きながら、都内の鍼灸学校の夜間部に入学しました。人生崖っぷちの危機感から、勉学には相当力を入れました。その甲斐あって鍼灸学校、教員養成科を通じて優秀な成績で表彰されました。そして、卒業後すぐに開業しました。今振り返ると、自分のことながら本当に「場当たり的な生き方」だったなと思います。

自己紹介を読んでいただければ分かる通り、本書で「鍼灸師のそろばん革命」を謳うわりに私はバリバリの文系人間です。ゆえに本書は理数系著者にありがちな机上の数値やデータに基づく経営本ではありません。

「鍼灸院経営は数値通りに行くほど甘いものではない」のです。数値だけで考えられた経営計画はうまくいかないことが多いと経験から承知しています。

なぜなら、そこには「人の感情」が反映されていないからです。相手（患者さん）は常に「個性と感情を持った人間」です。数字先行型の「捕らぬ狸の皮算用」にならないために、徹底的に患者さん視点を持つことこそ「真のそろばん改革」に求められます。本書で展開する「そろばん理論」は、極めてマーケティングに近く、どれもが実際に実践の結果として検証されている、いわば私のＥＢＭ（エクスペリエンスド・ベースド・マーケティング）に基づいた実用書なのです。

■本書を買うべき3つの理由

何かを購入するときには購入目的や理由があるはずです（なかには何となく買ってしまう、いわゆる「衝動買い」もありますが）。本書に関して、あらかじめ私から購読者さまに対して「買うべき3つの理由」の根拠を以下に示したいと思います。

【理由1】1回3000円の「開業セミナー」に行くよりも断然にコスパがよい

結果からいえば、「開業セミナー」の参加も、本書のような「開業・経営に関する書籍」の購入も、いかに学んだことを実践に活かすかが問われます。

セミナーに参加するメリットとして、リアルタイムの臨場感により「一過性にモチベーションが上がる」効果が挙げられます。一方で、セミナー（ライブ）はその場限りのものであるため、一度にたくさんの情報を理解し、記憶に留めることは難しいところです。ゆえに多くの場合「あのセミナーは面白かった」「このセミナーはためになった」という感想、印象論だけで終わってしまうケースも少なくありません。

その点、「書籍は何時でも何処でも何度でも必要な時に必要な箇所に立ち返ることができる（リピート）可能なツール」です。一度では理解しにくい話や難しい話も、大抵は分かりやすく図解やレイアウトされていますのでセミナーに比較して実用度は高いはずです。私の持論では、継続反復学習には「書籍のほうがコスパが高い」といえます。

【理由2】「本書の原価＞本書価格」を鑑みれば本書を購入したほうが断然に得

私自身、鍼灸院の開業や経営がハードル高いことは承知していましたので、鍼灸院の開業や経営にあたってはかなり試行錯誤しました。繁盛鍼灸院や、そうでない鍼灸院にも多数、自費で治療（偵察＆学習）にうかがいました。開業本も読み漁りました。費やした時間と費用は数十万円では事足りません。

これらをコスト換算すれば（私と同じ経験値を持つならば）、断然に本書を購入したほうがコストメリットが高いといえるでしょう。

【理由3】（たぶん）**しばらくは富田の新しい著書はでない**

なぜなら、本書で出し惜しみなく富田理論をご紹介しているからです（しばらくネタがありません。笑）

また、本書は以下の方たちには絶対にお勧めいたしません。

- 最初から物凄い鍼灸術を持っている天才
- 類まれな経営センスに秀でた方
- 経済的に豊かで資金が大変に豊富な方

本書はあくまで「**凡人鍼灸師の、凡人鍼灸師による、凡人鍼灸師のための鍼灸院経営本**」だからです。

INDEX

目　次

CHAPTER 4

新米鍼灸院の戦い方

CHAPTER 5

繁盛鍼灸院になるためのとっておきの方法 111

CHAPTER 8

CHAPTER 1

鍼灸院の開業リアル

018

「孤独」と「不安」しかなかった開業当初の現実

とにかく電話が鳴らない。

なぜだか電話が鳴らない。

とても不安になる。

とても孤独になる。

落ち着いてなんかいられない。


あまりにも電話が鳴らないので、さすがに電話機が壊れているのかなと思い、自分の携帯電話から電話してみると、

「ルルルルルルル……」

ちゃんと鳴るではありませんか。

続いて、ちょうど同時期に開業した元クラスメイトK先生の鍼灸院（今では不妊専門で有名な繁盛鍼灸院）に様子をうかがいがてら電話してみることにしました。

「もしもし、K治療院です。ご予約でいらっしゃいますか⁉」

電話越しですが、切羽詰まった緊張感だけは感じました。とっさに、

「ええ、近所の者ですが、今日これからうかがいたいのですが……」

茶目っ気を出した冗談のつもりが、

「ええっ！　今からですか、ありがとうございます‼」

こちらが名乗り出る間もなく、受話器の向こうの安堵の表情が想像できました。あまりにリアルにテンションが上がっているようだったので、さすがに慌てて、

「オレッ、富田だよ、富田。調子どうかと思って電話してみたよ」

正体を明かすと、しばらく無言のあと、かなり落ち込んだ様子で、

「そういうのマジ勘弁してくださいよ……」

普段は温厚で柔和なK先生に本気で嫌がられたのを覚えています（今だから笑って話せますが、当時かなりたちの悪いシャレだったなと今さらながら反省しています）。

こうした開業当初の藁にもすがりたい気持ちは、当院やK治療院に限ったことではなく、多くの鍼灸院が経験することです。

020

我が国における鍼灸マーケットの現状

我が国における鍼灸の受療率は約７〜８％と長きにわたって低位で推移し、２０１３年では５・６％、**2014年では4％台にまで落ち込んでいる**ことはよく知られた事実です。また、知人の税理士曰く、**開業後3年でリタイアする鍼灸院は8割**にのぼるそうです。

さらに、毎年４０００人強の新人鍼灸師がどんどん輩出される時代です。普通に考えれば非常に厳しいマーケット環境であることは容易に察しがつきます。誤解を恐れずにいえば、国民の大多数は「鍼灸を必要としていない」現状があります。

しかし、悲観することはないと私は思っています。なぜなら、裏を返せば残り**96％も伸びしろのある**、**大きな可能性を持つブルーオーシャン（チャンスの多い）マーケット**であるといえるからです。要は単なる数字データをどちら側から解釈するかの問題です。

また、受療率の低さも決して「鍼灸が大嫌い」という理由ではなさそうです。一般ユーザーにとって鍼灸とはいまだ「よく分からないもの」というのが正直なところ。すなわち「得体のしれない〝鍼灸〟というもの」がもっと明確に理解されさえすれば、この大きな市場は動き出すのかもしれません。

もちろん今までも業界としていろいろ試行錯誤し、パブリシティや施策は試みられてきたのだろうと思いますが、結果からいえば、効果は極めて限定的であったといわざるを得ません。

これから始まる「そろばん」のお話

「ロマンとそろばん」

東京R不動産の林厚見氏がいっていた言葉ですが、私にはとても印象深く残っています。**「ロマン」を熱く語る鍼灸師はとても多いように思いますが、「そろばん」**

を持ち合わせている鍼灸師は総じて少ないように感じます［**図1**］。

「鍼灸師は食えない」

いつからか業界内でよく耳にする言葉ではありませんか？　一方で、順調に経営し繁盛している鍼灸院も数多く存在しています。

いまだこの業界では「そろばん」の話をすること自体、少しタブーな感じがあるようです。しかし、実社会はそれほど甘くはなく、きちんと経営できていない多くの鍼灸院は退場させられてしまいます。

アメリカの鍼灸学校では、鍼灸の授業のほかに、ビジネスの授業がきちんとカリキュラムされています。**「鍼灸の腕前」と「経営する能力」は明らかに異なるけれども、どちらも必須のスキル**であると心得ているのです。

せっかく有資格者になり、鍼灸で世の中に貢献しようにも経営が成り立たないようでは良質な治療の提供も心許ないと思います。

かくいう私も教員養成科卒業後すぐに「カネなし」「技術なし」「患者なし」で、自院「一鍼入魂堂《いっしんにゅうこんどう》」を開業した当初はとても悪戦苦闘しました。実際の鍼灸院の

図1

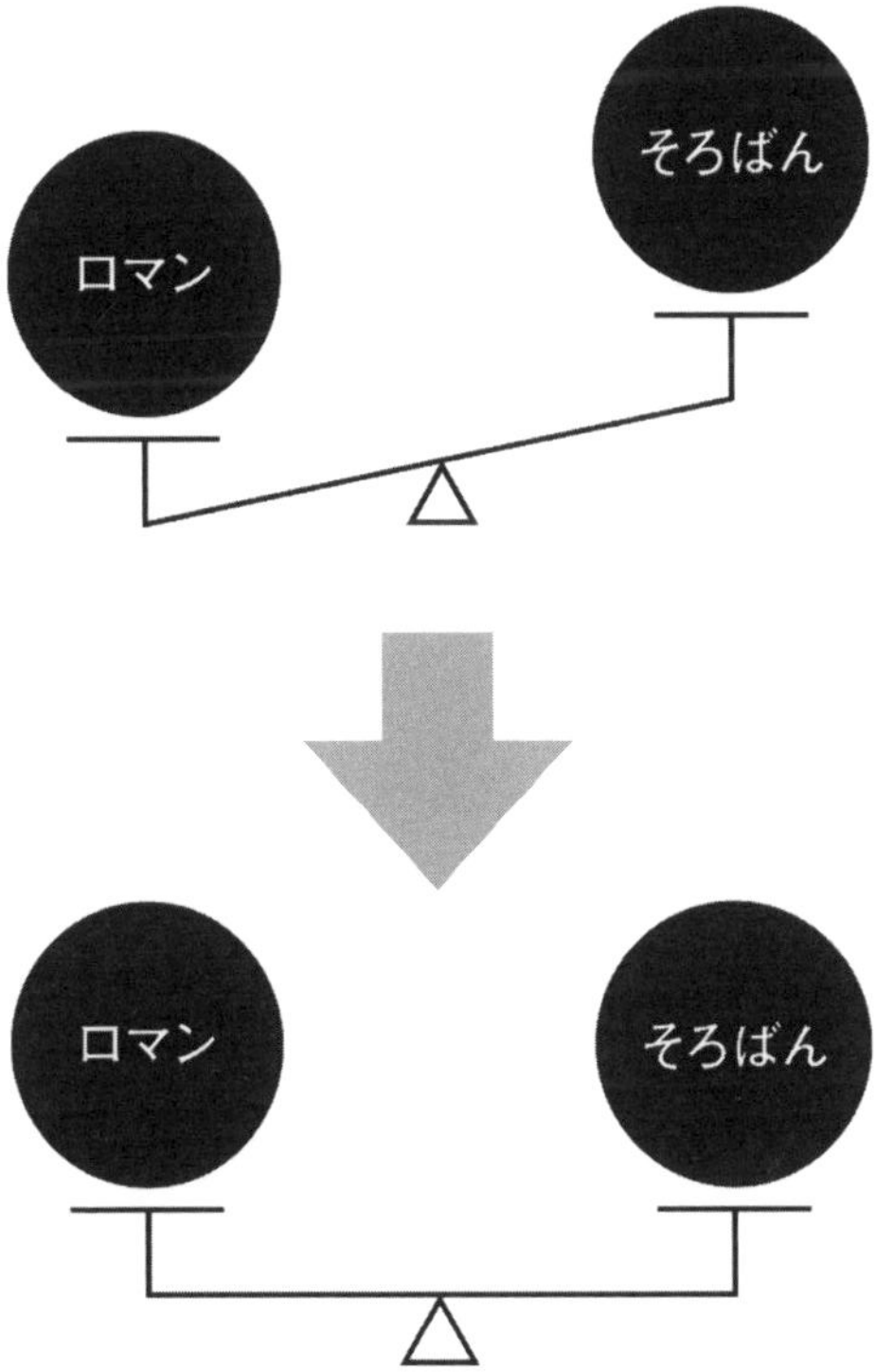

「ロマン」偏重から脱却して「そろばん」とのバランスを

経営は、机上の理論とは全く異なることを肝に銘じていただきたいのです。

例えば、サーフィン初心者が頭のなかでいくら完璧にサーフィンをイメージトレーニングしたからといって、実際に海に入ってすぐに上手に波に乗れるものではないのと同じことです。

おそらく経験から学習していくほかにないのかもしれません。一方で、しなくてもよい経験や体験が私にもたくさんありました。そこで、私が開業して約１年で年商１０００万円に至るまでに切磋琢磨・試行錯誤した経験と理論を余すことなく紹介することで、これから開業する先生には最短距離で治療院の経営を軌道に乗せてほしいし、貴重な時間やお金を無駄にしてほしくないという思いがあります。

本書では、よくある開業ビジネス理論を一から細かく展開するつもりは毛頭ありません。最低限必要な心構えや知識、そして即実践できて結果が期待できる実例のみを厳選して紹介したいと思います。

もちろん、開業や経営に関してはケースバイケースで、個別要因が大きく左右することは承知しています。はたして誌上のビジネスレクチャーでどれほど貢献できるか分かりませんが、まだまだ駆け出しの私だからこそ、あえて少しだけ駆け出しの先輩として、まさに今駆け出さんとする鍼灸院の気持ちや現状が一番理解できると思っています。

「そろばん革命」から鍼灸業界を変える

また、本書の執筆にあたっては個人的な野望もあります。

「**鍼灸を当たり前の世の中にする**」が私のライフワークです。「個」の鍼灸院が変わり、その数が増えれば、やがて「全体」が変わると信じています。

そのためにはまず一軒でも多く、「ロマンとそろばん」を併せ持つ個人鍼灸院が多く輩出されることで、結果として業界が変わる「**そろばん革命から始まる業界活性化**」の起点にしたいのです。

鍼灸技術では見劣りする後発の私でも、「そろばん」分野でなら少しはお役に立てるかもしれません［図2］。現状は厳しい鍼灸マーケットですが、鍼灸が持つ魅力や潜在力、そしてポテンシャルが大きいことは十分に承知していますし、**私たちの時代で「鍼灸を当たり前の世の中にする」を実現したい**と思います。

まずは開業1年で年商1000万円を目指そう

まず本書の前提条件として、

①開業資金は２００～３００万円
②開業１年で年商１０００万円

という極めてシンプルな設定で話を進めていきます。理由としては、鍼灸院のオーナー先生たちと話すなかで、やはり新米院長の当面のハードルあるいは登竜門は「年

図2

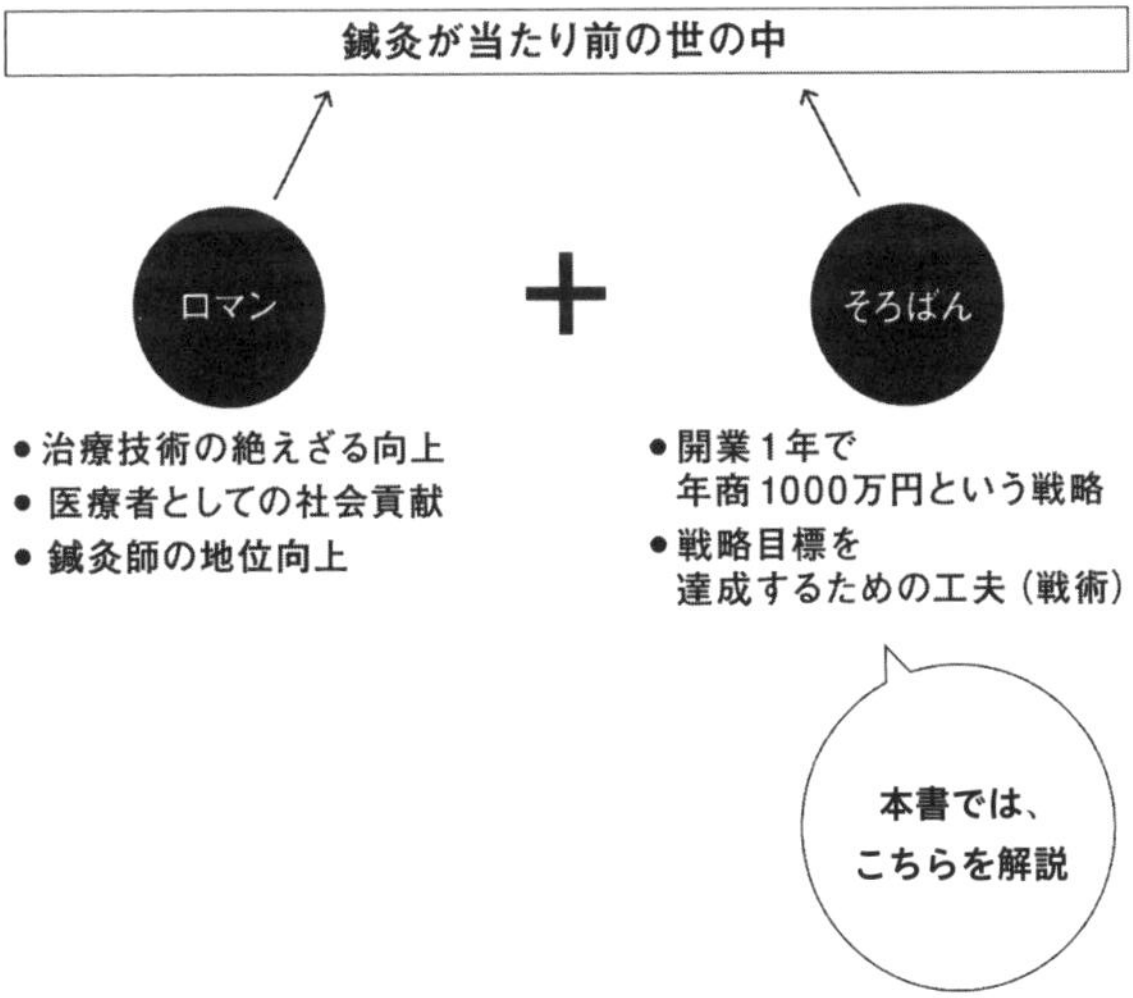

「鍼灸を当たり前の世の中にする」ために必要なこと

商1000万円」という声が多いからです。

あくまで通過点ですが、その上を目指すにしても、まずはこの年商1000万円のハードルを越えなければ何も始まりません。

もちろん成功鍼灸院の定義は、個々の先生により異なります。「大好きな鍼灸で食べていければよい」、あるいは「お金はソコソコ稼げればよい」、もしくは「鍼灸ビジネスで一山当てたい」という先生もいるかもしれません。

いずれにせよ、世間一般から見ても年商1000万円は当面の明確な「そろばん」目標になり得ると考えます。

楽をすることは悪じゃない

世の中の風潮として「楽をすることは悪だ」と捉えられることが多いように感じます。

しかし、本当にそうでしょうか？　現代における発達した便利な社会や生活は、根底に人間の「楽をしたい」「楽をさせたい」という欲求や思いの結果だと思います。実際に家電の類（掃除機、洗濯機、炊飯器など）はまさに主婦の「もっと楽をしたい」という発想から誕生したのではないでしょうか？

楽をすることで時間ができます。時間ができればほかの重要な事柄に集中したり、新たなチャレンジに投資できると考えます。つまり、社会や生活の発展には「楽をしたい」というモチベーションは必須だということです。鍼灸院においても同じことがいえるのではないでしょうか。

だから**「経営で楽をしてほしい」**のです。

なぜなら、やはり**鍼灸師の仕事の「主」は「鍼灸」であり、あくまで「経営」は「従」**であるからこそ、そこで深くつまずいてほしくないからです。

CHAPTER 2

サバイブできる院長の資質と条件

いつかは開業したい、そう思っていても、「自分には無理かもしれない」という不安のために最初の一歩を踏み出せない人も多いかと思います。

「自分にはできない」と思ってしまう背景には、いつも「失敗したらどうしよう」という、先回りした不安があります。まだスタートしてもいないのに、実際には起こってもいない事態なのに、それについて思い悩んで、くたくたになってしまい、「自分にはできない」という諦めにたどり着いてしまいます。でも、ちょっと待ってください！　「失敗したらどうしよう」という気持ちは、少し見方を変えるだけで、生き残る鍼灸院をつくる資質になります。

具体的な、年商1000万円を可能にする開業・経営テクニックを論じる前に、まずこの章でサバイバル力のある院長になるためのマインドをセットしてください。

新米院長は臆病くらいでちょうどいい

私は「勇猛果敢で怖いもの知らず」という男性像に憧れます。

というのも、私自身見た目からは「とてもポジティブ思考の行動派で大胆」というイメージを持たれることが多いのですが、実際はとても小心者で臆病。昔からの深く付き合っている友人たちが口をそろえていうほどです（笑）。だから、石橋はこれでもかというほど叩いて、厳重に安全確認をしてから渡ることにしています。

一般的に「小心者」「臆病者」はネガティブに捉えられることが多いです。かつて、私自身も「どうしてもっと強気に生きることができないのだろう？」「もっと怖いもの知らずのカッコいい男になりたい！」と思っていた時期がありました。

しかし、あるとき、**「小心者」「臆病者」であることは長所なのではないか**と気づいたのです。

生物の進化の系譜のなかで、生き残ってきた種に共通した生態の一つに、「臆病さ」があるのをご存知でしょうか。「臆病さ」は何のためにあるのか。それは、**臆病だからこそ危機的状況をいち早く察知し、そこから逃避できる**ようにするためです。それゆえ、「臆病さ」を持った種は生き残ることができるというわけです。

一方、他の動物に生存を脅かされない力を有し、怖いもの知らずで自信満々な生物は、危機に際してあえて真っ向勝負を挑みがちです。しかし、結果として、戦いに勝っても負けても無傷ではいられません。たとえ目前の勝負に勝利しても重傷を負うことで、他のライバルから真っ先にターゲットされてしまいます。強さゆえに、果てしない戦いに引きずり込まれてしまう恐れがあるのです。

サバイブするには、「小心者」「臆病者」くらいがちょうどよいのです。

これは鍼灸院経営でも同様です。「**危機的状況をいち早く察知する能力**」、そして「**逃避する咄嗟の判断力**」は経営者として備えておくべき資質だと思います。経営者やトップに立つリーダーは自らの判断により、仲間への責任も大きく負うため、無鉄砲さは無責任になります。

厳しいマーケット環境に置かれている鍼灸院の経営ではなおさら、**自らの力を過信した経営は無謀**といわざるを得ません。１％でも勝率を上げるために、そして末永くサバイブするために「小心者」「臆病者」であることを自覚することは悪いことではないのです。

自分にできることとできないことを明確にしておく

院長の資質として、もう一つ重要なのは「己の限界を知る」ということです。

鍼灸の力に「過剰な期待」を求めてくる患者さんもいます。大概は数多くの医療機関でドクターショッピングし、各種療法を受療した結果、よくならないことから最終的に鍼灸院にいらっしゃる方たちです。

新米院長にありがちですが、患者さんの期待に応えたいことから大風呂敷を広げたり、無理をしてしまうことも少なくありません。結果として、治療結果が伴わないときにお互いに大きく落胆してしまいます。自らの腕のなさや自分の無力さに、自信をなくすこともしょっちゅうです。それでも治療家として前進するしかありません。臨床経験が少ない段階では、こんな場面を想像するだけで開業に尻込みしてしまうかもしれません。

では、技術的な不安感に対して、どのように考えておけばいいのでしょうか。

まず当たり前のことですが、**鍼灸医学には、限界があるということ**を自覚しましょう。死んだ人を生き返らせることはできません。失った四肢を取り戻すこともできません。若返りなど時間を逆行することもできません。鍼灸師は、患者さんの持つ自然治癒力に働きかけ、その最大限の範囲に期待し、お手伝いすることしかできないのです。

　鍼灸に過剰な期待を抱く患者さんに対しては、どう説明するべきでしょうか。私は「**治療結果に対するコミットはできませんが、自分のベストは尽くします**」と伝えるようにしています。これが治療家としての本心だと思うのです。やってみなければ分からないが全力を尽くすという姿勢を示し、結果としてうまくいったという形のほうがうれしさも倍増し、お互いによいように思います。どんなに最先端の医学であろうと「やってみなければ分からない」というのが、医学の本質かと思います。きちんと病態把握をしたうえで、**できることとできないことを誠実に説明する治療家こそ、よほど信頼に値する**と思います。

あなたそのものに価値がある

後ほど開業計画についての章（p.43）でも述べますが、新米鍼灸院の一人院長にとって「**自分自身が最大の商品**」です。ですから、当然「自分」の商品価値を高めなければなりません。

ただし、**人並み外れた〝魅力〞が必要なわけではありません**ので、そこは混同しないでください。ましてや開業が差し迫ったタイミングで、自らの商品価値をゼロからつくるための労力や時間や資金を割く余裕はないはずです（むしろ、短期間で会得できる魅力など付け焼刃に過ぎません）。

実はあなたには、すでに「**最高の商品価値がある**」のです。「自分自身の最大の価値」は、意外と本人が気づいていないだけかもしれません。今まで歩んできた人生や自分のライフスタイル、あるいは自分にとっては極めて普通なことや経験のなかにこそ、大きな価値が秘められている場合が多いのです。**自分のことを勝手に過小評価するのは、実にもったいない**ことなのです。また、一見ネガティブな要素で

038

ある「小心者」や「臆病者」であることが経営においては利点となることを先述したように、人生経験のなかでも、**人にはいいたくないような失敗や自分の弱みと思っていたことが案外大きな魅力や武器になる**もの。今一度、「あなたのなかにある最高の商品価値」に気づいていただきたいのです。

兵法で有名な、古代中国の思想家、孫子は「相手を知り、己を知れば百戦して危うからず」と言っています。「相手を知る」よりも、まずは「己を知る」ほうが先決です（むしろ「己を知る」ことのほうが難しいかもしれません）。

まずは、私が行った自分の商品価値を高める独自の鍼灸院戦略・戦術例を具体的に紹介しておきましょう。

自分を客観的に評価する五角形のパワーバランス法

新米鍼灸院にとって、院長（やスタッフ）が主力商品であることは述べました。

自らを主力商品としてセルフプロデュースするにあたり、まずは「己を知ること」が必要です。商品の特性を分析するうえで、一般に広く用いられる手法として「**五角形のパワーバランス法**」が知られています［**図3**］。

「分かっているようで分からない自分自身（商品）のこと」を客観的に評価する手法としても、これは有効です。

鍼灸院を開業するうえで必須なスキルや能力と思われる項目を5つ（例えば、①企画力、②マネジメント力、③コミュニケーション力、④資金力、⑤技術力など）挙げ、各項目を5段階評価していくことで、自分の強みや弱みが明確になります。さらに「五角形のパワーバランス法」を自分で主観的に評価するだけでなく、自分をよく知る家族や近親者に客観的評価を求めてみることで、「外部からはこんなふうに見られていたのか」と自分自身について新たな発見があるかもしれません。

では、実際に五角形をつくってみてください。果たしてどのような五角形になったでしょうか。

「**五角形の形≒自分商品の特性**」といえます。この場合、必ずしもキレイな正五角形がよい商品というわけではありません。すべてが高い次元で正五角形であればすばらしいことかもしれませんが、新米鍼灸院が最高評価の正五角形になることは稀でしょう。

また、実際の患者さんが、必ずしも平均的な五角形を支持するわけではありません。正五角形とは極めて「平均的」だということで、ある意味、「特筆すべきものがない」ということでもあります。正直、**何の取柄もないアベレージな鍼灸院は面白くないので、患者さんの評価も思ったほど高くなりません。**たとえ4つの項目が平均以下の評価であっても、一つの項目が圧倒的に尖がっていれば非常に魅力的な商品になり得る場合も多いです（むしろ、現代ではこういった尖がった商品が支持されることが多いようです）。

そこで、私が大事にしている方針があります。それは「**ストロングポイントを圧倒的に伸ばす**」ことです。尖がっている一点を強みとし、これを前面に押し出して「鍼灸院の魅力」として患者さんに見出してもらうのです。これを、私は「**この指とまれ戦略**」と呼んでいます。「私が提供したい価値はこれだ」と宣言し、「**この価値に

図3

《主観的な評価》

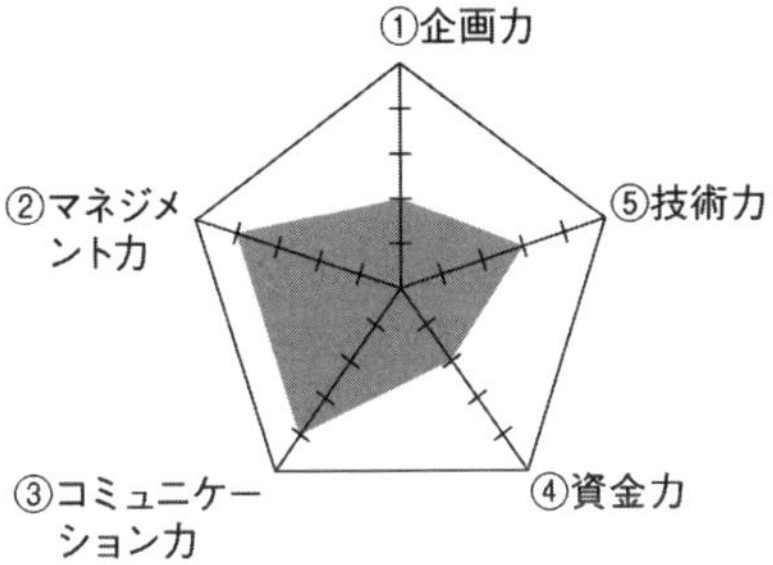

《客観的な評価》

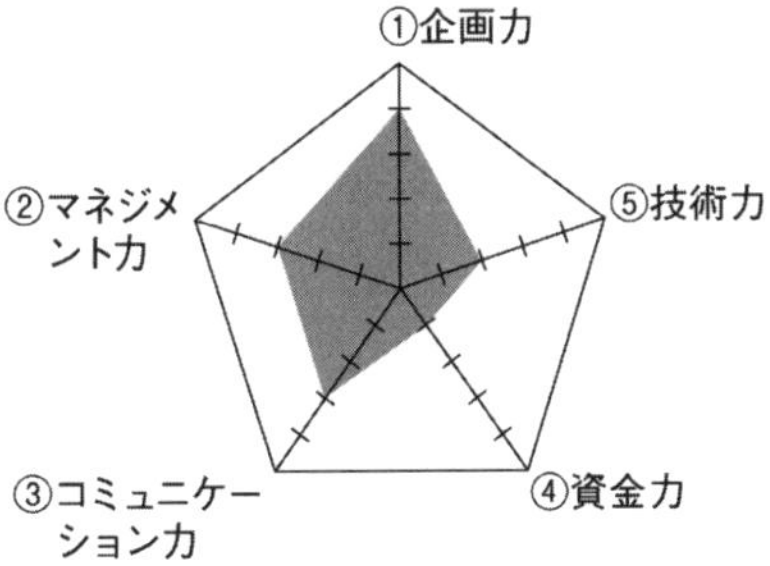

五角形のパワーバランス法

共感してくれる人だけが支持してくれればよい」とするのです。

また、「**自分の弱みを最大の武器に変える**」という発想の転換にも、大きなチャンスがあります。隠したい弱点をあえてオープンにしている姿勢に共感してくれるユーザーは少なくありません。同じ問題で悩む人は、ユーザーにとっては大きな味方に感じられるのです。

「**魅力的な鍼灸師とは？**」の正答は一つではありません。

例えば話上手の先生を好む患者さんもいれば、話下手だけど患者さんの話をよく聞いてくれる先生がいいという人もいます。「話上手」も「話下手」も、とらえ方やその後のアプローチによってどちらもキラーコンテンツになり得るのです。

大切なことは、主観的・客観的な評価から**商品の特性を正確にとらえ、それを最大限にポジティブ化して強みや売りに変えてしまう**ことなのです。

CHAPTER 3
失敗しない開業計画

鍼灸はすばらしい医学であることは間違いありません。しかし、変化と多様化の時代にあって、我が国の鍼灸受療率は４％台に突入し、「鍼灸が存在感を失いつつある」ことは周知の通りです。「鍼灸のすばらしさ≠鍼灸の存在感」であり、別次元の問題ですが、「すばらしさ」も「存在感」もどちらも必要です。本章では鍼灸のすばらしさも存在感も主張でき、ひいては経営を良好にしてくれる一つの戦略を考えてみたいと思います。

まずは私が話を進めていくうえで、マーケティングの一般的な展開を図解しておきます［図4］。

経営の世界では「目的」が最上段にあり、「目的」を達成するための中期的な「目標」と、それらを実現するための「戦略」をいくつか展開します。さらに「戦略」は具体的な「戦術」レベルに落とし込まれていきます。

「物事の成否は段取り８割で決まる」

いつどこで耳にしたか忘れましたが、非常に心に残っている教えです。この教えに従うならば、鍼灸受療率４％時代に「とりあえず開業してみる」という選択

図4

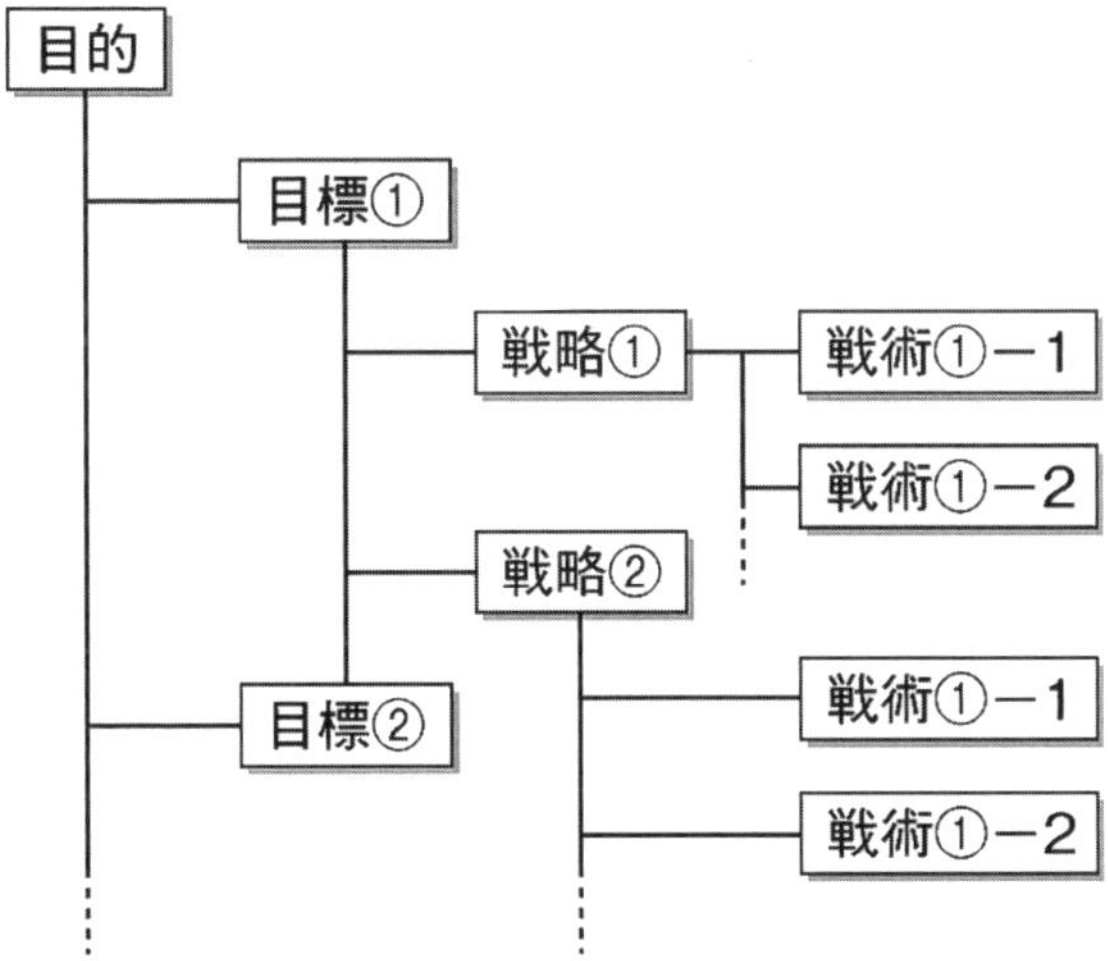

マーケティングにおける一般的な展開図

は、非常にリスクが高いといわざるを得ません。

本章で述べる開業計画は、鍼灸院の戦略の根幹になる部分。鍼灸院経営という大海原へと漕ぎ出すときに、事前の「航海計画」、つまり開業・経営計画という「段取り」が極めて重要になります。開業後、現在の自分（鍼灸院）の立ち位置が客観的に分からないようでは、先行きが非常に心許ないです。本書はタイトルに「経営術」とあるように、あくまで戦術レベルで即実践、かつ効果が期待できる方法やスキルを多く紹介するのが趣旨ですが、本章では「ゼロからの開業」を想定するうえで、必要最小限な開業プランニング［図5］やシミュレーションにおける知識や知恵を、私の手法や事例を交えて紹介します。

思い返すと、開業するにあたり自分の鍼灸院を「ああしたい、こうしたい」と想像をしていた頃がある意味一番楽しかった時期といえるかもしれません。開業後に悩むのでは遅すぎます。この時期にいろいろ悩み、たくさん考えて、楽しみながら開業までの段取りを固めてみてください。

図 5

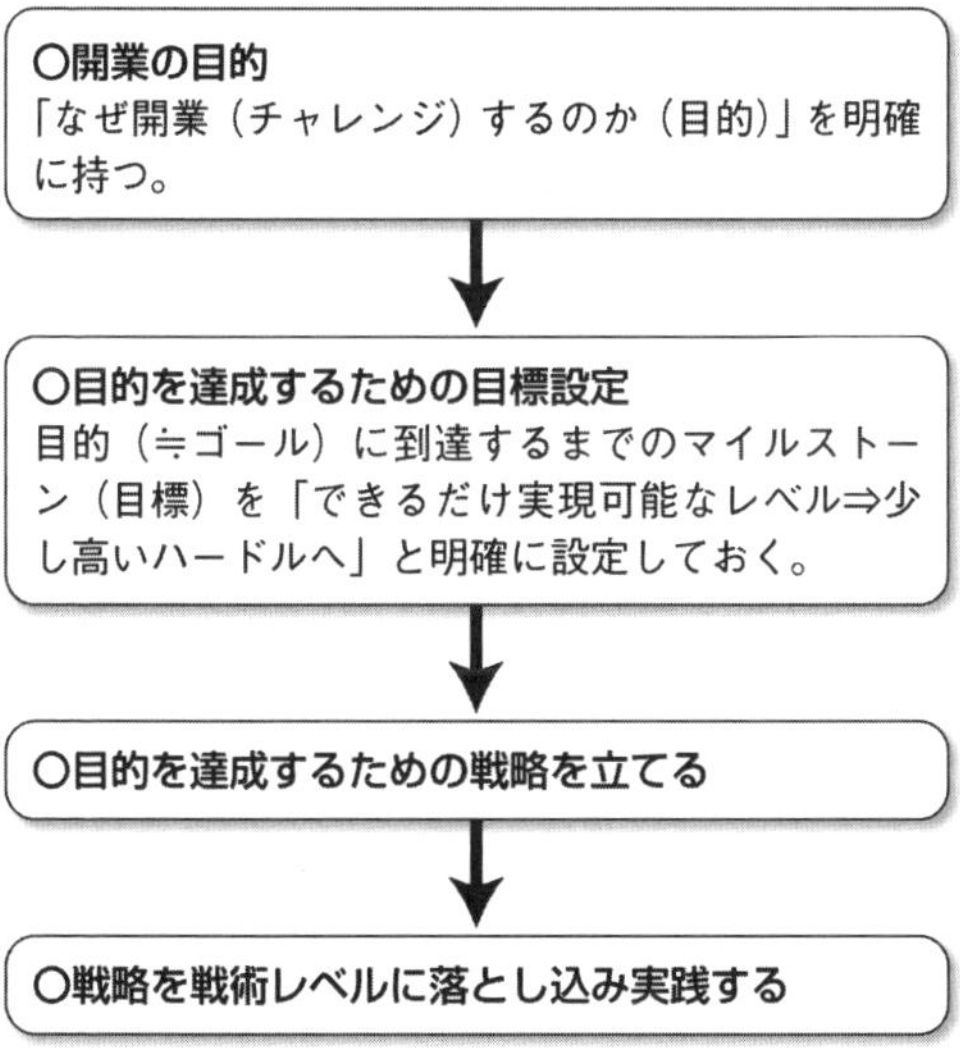

○開業の目的
「なぜ開業（チャレンジ）するのか（目的）」を明確に持つ。
○目的を達成するための目標設定
目的（≒ゴール）に到達するまでのマイルストーン（目標）を「できるだけ実現可能なレベル⇒少し高いハードルへ」と明確に設定しておく。
○目的を達成するための戦略を立てる
○戦略を戦術レベルに落とし込み実践する

開業プランニング手順の一例

まずは「5W1H」で開業・経営計画を立てよう

初めての開業・経営計画の作成では、どこから手をつけてよいか分からないという人も少なくないと思います。そこで、私は経営計画を立てるにあたり「**5W1H法**」で考えました。「5W1H法」は企画立案をはじめ情報の整理、発想の促進、あるいはチェックリスト機能としてさまざまな用途やシーンで用いられる、ベーシックな思考法として知られています。開業・経営プランニングにおいても、英語の疑問詞（Why・What・When・Where・Who・How）にしたがって自問自答することで、開業に当たって明確にしておきたいコンセプトや方向性を具体化していくのに非常に役立ちます。

Why（なぜ開業するのか？）

- 病んでいる人を鍼灸で助けたい
- お金持ちになりたい
- 有名になりたい
- 自分の鍼灸術を広めたい

などなど、開業理由は、一人ひとり異なることでしょう（ちなみに、私は「鍼灸を当たり前の世の中にしたい」です）。

「なぜ開業するのか」は動機であり、開業における「根幹」となる部分です。だからといって、決して高邁な理想である必要はありません。**心から本気で思える動機や想いであれば、何でもいい**のです。

はじめに自らの「根幹」を明確にしておくことは重要です。なぜなら、開業当初の苦しい場面、強い不安や孤独に襲われたときに、しっかりした「根幹」、つまり強くて明確な「志」が自分を奮い立たせるアクセルとして作用します。一方で、予想外に短期間で繁盛し調子に乗って初心を忘れそうになったときでさえも、自らの起点を思い起こすことで勘違いや慢心を戒める、いい意味でのブレーキの役割をも果たすでしょう。

「なぜ、私は鍼灸院を開業するのだろう？」

まずは開業する目的を自問自答することから始めてみてください。

What（何を提供するか？）

案外、〝What〟が明確になっていない鍼灸師が多く見受けられます。ここでいう〝What〟は具体的なモノやサービスではなく、あなたが提供できる（もしくは提供したい）「価値」のことです。そういう意味では「鍼灸治療を施すこと」は、あくまであなたが提供する「一つのツール」に過ぎません。ここではあなたが鍼灸治療を施すことでどういった価値やメリットをユーザー（患者さん）に提供できるかといったことを、できるだけ具体的にメッセージ化することが求められます。**繁**

盛鍼灸院になるには「鍼灸をするだけ」ではダメなのです。「鍼灸や治療の先にある患者さんの本当のニーズやウォンツに応えられるかどうか」が問われます。

実はこの辺りの捉え方に、繁盛鍼灸院とそうでない鍼灸院の**大きな差**が生まれるのではないかと私は考えています。**患者さんはあなたが提供する「価値」に対価を支払う**のです。では、あなたが鍼灸院で伝えたい価値は何でしょうか？

なお当院では、日常の生活から生じるさまざまな問題やストレスを非日常的な時間・空間・体験（鍼灸）を通じて**「本来の自分らしさを取り戻すこと」**を最大の価値と考えました。身体的な症状の軽減はもちろん、日ごろの疲れやストレスの緩和はすべて「本来の自分らしさ」を取り戻すための手段や条件でしかありません。日常と少し距離を置いて、異空間やゆったりとした時間、そして普段とは異なる体験をすることで自分がリセットされたり、リフレッシュしたりする経験は多くあります。本来は自分の好きなところや行きたい場所へ気軽に旅行なんて行ければいいのでしょうが、現実はそうもいきません。それを普段の帰り道、気軽に当院に立ち寄っていただくことで、「本来の自分らしさを取り戻していただきたい」のです。そうした想いから「日本伝統医学（鍼灸）を日本の伝統美（古民家風鍼灸院、p.85）のなかでご堪能いただく」というコンセプトの発想に至りました。

How（経営コストはいくらにするか？）

〝How（どのように）〟は、主に手段や方法を表す疑問詞として用いられます。通常、戦略的マーケティング手法においてはWhy→What→Howの順に落とし込んでいくことで、HowはWhatを実現するための具体的な戦略や戦術を明確にすることを目的とします。本書では、メインタイトルに「経営術」とあるように〝How to〟を中心に全体を構成していますので、この項でのHowはもう一つの大事な要素である「そろばん」、つまり〝How much〟にフォーカスして考えたいと思います。

How muchでは〝Why〟や〝What〟といった、いわゆる自らの「ロマン」

（やりたい方向性）を「そろばん勘定」の視点から実現可能なレベルに補完することを目的としています。本書で目安にしている「**開業資金200～300万円**」**は、はっきりいって都内の賃貸物件で開業するギリギリの額**です。資金的にギリギリの開業ならば、なるべくお金がかからないように「知識」や「知恵」を持っておきたいところです。どのようなところでお金を節約することができるのか、詳しくは次の項で解説します。

開業費用節約術

鍼灸院経営には、開業時のみに発生する一過性の「イニシャルコスト」と、継続的に費用が発生する「ランニングコスト」があります。さらに、ランニングコストは固定費と変動費に分けられます。まずは、開業に最低限必要なイニシャルコスト項目をリストアップしてみます。

①物件取得費用
②火災保険料
③リノベーション（内装工事）費用
④事務用品費（パソコン含む）
⑤鍼灸用具費用（ベッド、ワゴン、リネン、鍼灸用具一式）
⑥ライフラインコスト（水道、ガス、電気、通信など）
⑦その他

次に、イニシャルコストのなかでも大きな割合を占める「物件にかかるコスト（①～③）」の予算配分を想定してみましょう。

①物件取得費用・②火災保険料

物件にかかる費用は契約にかかるお金だけでなく、家賃が固定のランニングコストとなるため、できる限り負担を低くしたいところです。

物件によって変動幅が大きいですが、物件取得費用の項目内訳と目安です。

- **敷金もしくは保証料**（月額家賃の1〜10カ月分）
- **礼金**（0円〜月額家賃3カ月）
- **仲介料**（0円〜月額家賃1カ月）
- **前家賃**（契約当月分の家賃）
- **火災保険料**（条件にもよるが、私のケースでは2年で3万円程度）

仮に月額家賃10万円として、上記項目を加味してシミュレーションしてみると、**物件取得費用の総額は「最低23万円〜最大162万円」**と大幅に差が出てきます。実際、都心の場合、「駅近の路面店、10坪以上、月額家賃10万円」という条件は現実的にかなり難しい（良質物件を月額家賃10万円で見つける方法は後述します）ので、よい条件にこだわっていけばいくほど、コストがどんどん上がっていきます。ゆえに、物件取得費用を下げるためには、知恵やノウハウが大きく左右するでしょう。

③リノベーション（内装工事）費用

通常、リノベーション工事は坪単価30万円が目安といわれています。ということは、**10坪の物件を賃借した場合、リノベーション費用だけで３００万円**に及びます。先に挙げた物件取得費用だけで最大１６２万円だとしたら、開業資金３００万円を用意して１００万円程度しかかけられないことになります（業者の選び方や交渉術については後述します）。

以上を鑑みるに、都心での開業を考えた場合、「開業資金２００～３００万円」がいかにミニマムか、改めてご理解いただけるかと思います。

ボロ物件を活かして格安開業

ともすれば、すぐに資金が飛んでいってしまいそうですが、私はだいぶお金を節約して開業することに成功しました。一鉞入魂堂のケースを例に検証してみます。

当院の物件は、月額家賃10万円で東京メトロ後楽園駅と都営地下鉄春日駅から徒歩30秒、広さ15坪（約50平米）の路面店です。一見これだけの好条件にもかかわらず、とある理由からしばらく入居者もいなかったのです。

その理由とは、

①駅極近物件ながら、人通りの多い表通りから一本入った**裏路地の袋小路**なので基本的に人通りは期待できないこと。

②築年数は「昭和23年よりも以前」としか表記のない、いわゆる**築年数不明物件**で、当時は見た目も廃墟に近い状態だったこと［図6］。

③当物件は建築基準法の道路に面していないことから「再建築不可物件」とされており、非常に買い手が付きにくい物件だったこと。

私自身、不動産業者から紹介されたとき、「**この物件は……ないな**」というファーストインプレッションでした。長所と短所が極端なこの物件でしたが、予算や選択肢の少ない私の事情もあり、次第に気になってきました。そして、「少し検討させてください」と返答まで時間をもらうことにしました。

こうしたボロ物件あるいは問題物件は、交渉の余地が大きいことを知っていました。家主オーナーさんにとっても「**負動産**」状態ですから、一刻も早く借り手がついてほしいわけです。交渉によっては、かなりこちらが有利になる条件を引き出せる可能性は高いのです。家主さんとの交渉で私が望んだのは、「3カ月間フリーレンタル（家賃なし）」です。そして、この3カ月の時間的猶予をさらなるコスト削減に活用することにしたのです。

フリーレント期間に私がやったこと、それはボロボロの物件を格安でリノベーションしてくれる業者を探すことでした。私が組んだ**内装リノベーション予算は100万円**。かなり切り詰めた予算に加え、ひどい物件ということでしたが、ひとまず知人の大工さんが現場を確認しに来てくれることになりました。

物件を見るなり、「これまた汚ねぇ物件をよく見つけたもんだな！」と、極めて険しい表情だったのを覚えています。案の定、その後はしばらく音信不通となりました（笑）。しかし、**あまりに真剣な私の電話攻勢**に、大工さんも「やるにはやるけど儲けにならないから、他の仕事の片手間になるよ。材料の塗装なり、採寸なり

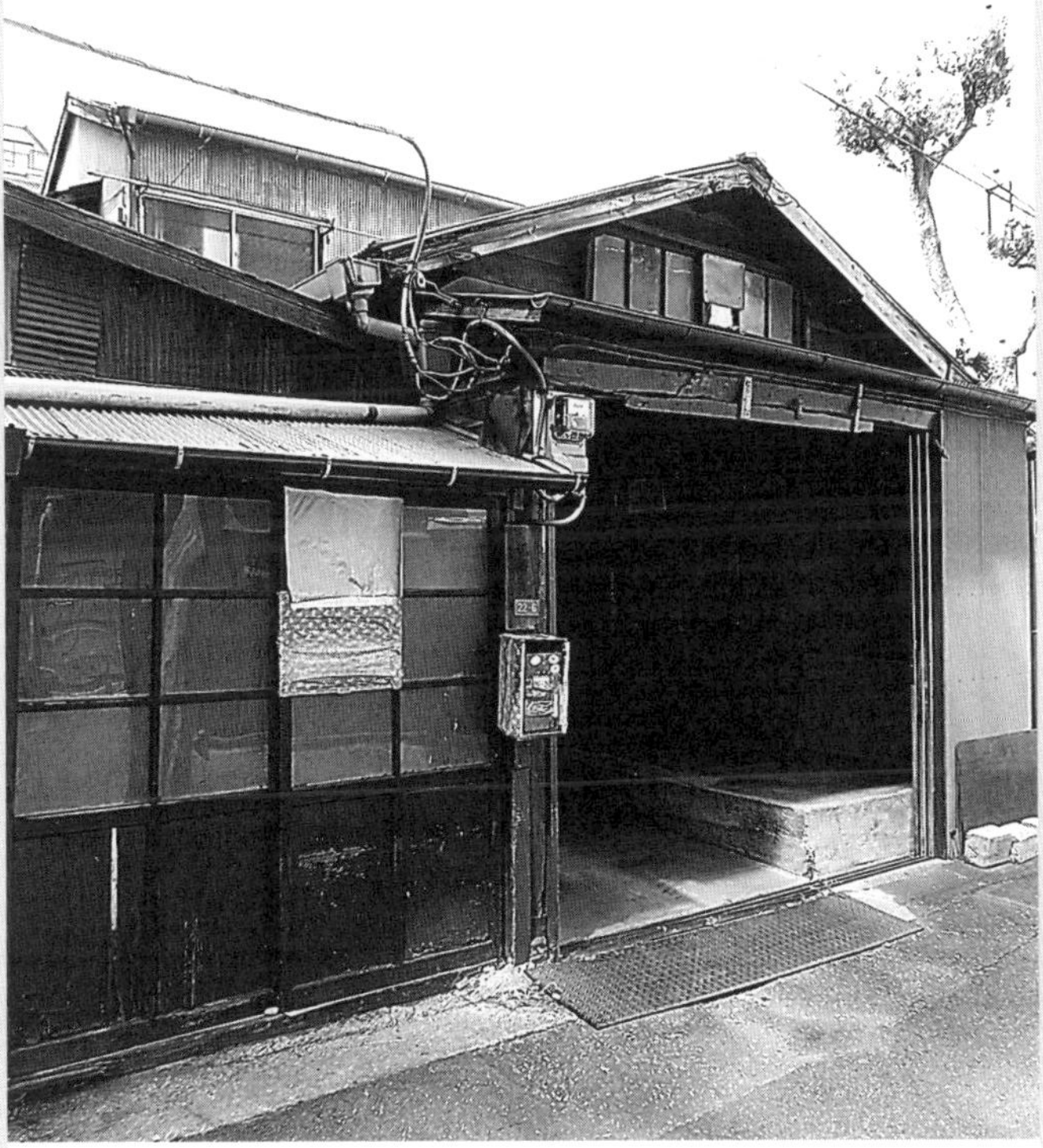

図6 鍼灸院用にリノベーションする前の「一鍼入魂堂」

は自分でやっといてくれよ」という条件付きで引き受けていただくことになりました。その結果、**内外装フルリノベーションで130万円**という破格で一鍼入魂堂は仕上がりました。

ちなみに、知り合いのリノベーション専門コントラクター（最近はオシャレな工務店をこう呼ぶらしい）にも相見積をお願いしたところ、300万円ちょっとでした。これでも相場よりは若干安価ですが、これでは開業資金が、内装だけで吹っ飛んでしまいますね。

物件にかかわる費用を下げる極意

さて、物件にかかった費用をおさらいしてみると、次のようになります。

オンボロ物件ということで敷金は1カ月、礼金は0円、仲介料は1カ月、前家賃は1カ月で、火災保険は2年で3万円。さらに、家主との交渉により当初3カ月はフリーレントとなりました。したがって、**物件取得費用の合計は33万円**となり、かなり抑えることができました。

リノベーション費用は先述したように130万円。なかでも、リノベコスト低減の理由の一つに、この大工さんが**電気・水道・ガスの工事資格を併せ持っていたことも大きかった**です。本来であれば別々の業者に依頼しなければならないところを、一括してお願いすることでコストカットすることができました。

それでは、物件の費用を下げる「極意」をまとめてみましょう。

①物件は、**立地と路面店を最優先**。建物の状態は知恵と努力でどうとでもなるのであまり気にしないでよい。

②しばらく入居者がいないような**オンボロ物件は**、**家主オーナーとの交渉もしやすい**ことから狙い目。

③**複数資格を持つ個人の大工さんに必要最低限を直接お願いする**ことで、コスト低減の交渉をする。また、塗装や採寸など自分でできることは自分でするスタンスが基本。

082

ライフスタイルを変えて細かい出費を減らす努力も必要

次に物品購入費用ですが、施術用具一式やインテリアなど、鍼灸院の開業における必需品はたかが知れています。施術ベッドやワゴンなどは、予算のなかから自分に合ったものを選べばよいでしょう。

インテリアや小物類については、当面は必要最低限度にとどめておいて、余裕ができてから順次買い足していけば負担は少ないはずです。今どきはジェネリック家具（デザイナーの意匠権の切れたデザインを流用した製品。デザイン性の高い家具を安価で入手できる）など、上質なデザインのインテリアもネット通販なら極めて安価で購入できます。鍼灸院用のパソコンは、まずはご自身のもので代用してください。開業当初の物品購入は、予算10万円前後を目標に必要最低限度でよいかと思います。

私も予算10万円以内と決めて備品リストから必要優先度の高いものから順次購入して、随時買い足していきました。

最後に、主なランニングコスト項目も挙げておきましょう。

- 家賃
- 水道光熱費（水道、ガス、電気）
- 通信費（電話・インターネット）
- 消耗品費
- 鍼灸用具一式（鍼、艾、消毒液など）
- 人件費（従業員やアルバイトを雇用した場合）
- その他（主に変動費）

ランニングコストで特記すべきは「水道光熱費の削減」です。開業にあたって私は、「電気」「ガス」「水道」「通信」の4大インフラのうち、ガスは鍼灸院には不要と判断し、ガス管を引きませんでした。もちろん、その分、ガス代は節約できます。

その他の事項として、開業当初の生活費をある程度工面（一般的に3～6ヵ月分程度）することも必要かと思います。当面は収益が安定しません。必要な生活費用は個々人で異なりますが、できるだけ節約するようなライフスタイルや環境から始めたほうがよいと思います。

以上、開業に伴う費用についての概要とポイントでした。開業資金は誰もが頭を悩ませるものですが、全体を把握したうえでできるだけコスト削減を図ってみましょう。

When（いつ開業するか？）

開業のタイミングは、案外重要です。まずは早め早めに「いついつまでには開業する」というプランニングとタイムスケジュール（資金調達スケジュール含む）を立てておくことが賢明です。ちなみに「いつか開業するつもり」の「**いつか**」**の実現性はかなり怪しい**ですから、やはり期限を設けておくべきです。

38歳で臨床未経験だった私の場合、高収入や厚待遇で雇ってくれる鍼灸院があることは期待できませんでしたから、自分で開業するしか選択肢がなく、わずかな貯金と両親からの借入で一鍼入魂堂を開業しました。「いつ開業するか」については、教員養成科卒後すぐの開業というタイムスケジュールを、開業1年前から組みました。

こうしてビジネスの起点が決まれば、そこから逆算して準備期間を設定することができます。**開業資金が少ない人の場合は、準備期間を多く設けることがコスト低減の大きなポイント**となります。開業にあたっては、不動産業者や建築業者などのいろいろな業者との間で交渉事が生じてきます。この交渉を有利に進めるために時間的余裕は欠かせないのです。時間的猶予がない状態はいわば選択の余地がない、あるいは考える余裕がないといえます。一方、**時間があるということは選択肢や考える時間があるということ**です。まさに「時は金なり」です。

Where（どこで開業するか？）

事業の成功には「天の利」「地の利」「人の利」が必要であると多くの経営者は説いています。鍼灸院開業においても、このうちの「地の利」、すなわち開業地をどこにするかについては、できるだけ「**土地勘**」がある立地に越したことはありません。全く馴染みがない土地にもかかわらず、「何となく儲かりそうだから」と地域性やメディアなどが流布しているエリアの持つ甘いイメージだけで開業すると、現実は異なることも多いようですからご注意ください。

開業希望者の多くは、交通の便がよい「最寄り駅近」で、人通りが多い「路面店」で、「築浅」で「適度な広さ」で「オシャレ」だけど「安い家賃」の店舗物件を望むことでしょう。正直、これらすべての要望を叶える超ラッキー物件を手に入れるのは、限られた予算では難しいです。

理想のベスト物件よりも、予算内のベター物件を掘り出すことが現実的です。そこで、物件選びにおける項目の優先順位を検討すべきです。もちろん最優先項目は「家賃」でしょう。家賃は毎月の固定費になりますから、極力安いほうがいいに決まっています。本書の設定で考えれば、**家賃10万円以下**で抑えたいところです。逆

096

に「築浅」と「オシャレ」の優先度は低く設定して構いません。前項で述べたように、リノベーションでどうにでもなるからです。

続いて、優先したい項目として「路面店」が挙げられます。鍼灸の未経験者や新患さんにとって、**ただでさえ初めての新しい鍼灸院には入りづらい**ものです。それがビルの2階ともなれば、階段の存在がさらなる心理的な高いハードルになりかねません。路面店であれば、あらかじめ院内の様子を外部からうかがい知ることができます。

以前、当院の患者さんでこんなことをおっしゃった方がいました。当時、彼女は鍼灸未経験者でした。当院に興味はありながらも、何回か当院の前に来られては入れずといったことを繰り返したそうです（結局、当院の戸を開くまでに半年近くかかったようです）。

ほかの患者さんでも、何回かためらったあとにようやく何度目かで来院に至った方も少なくないようです。このように鍼灸未経験者にとっては、鍼灸師が思うよりもはるかに鍼灸に対する心理的ハードルが高いのです。以上を鑑みれば、**路面店で**

すら苦戦しやすい鍼灸院ですから、２階以上ではなおさら難易度は高くなるといえます。

開業地を見るポイントとは

最後に「最寄り駅近」を検討しましょう。それまでの項目は物件の性格を示すものでしたが、この項目は開業地にかかわるものでもあり、重要です。

都市部の場合、一般的にＪＲのターミナル駅は家賃が割高傾向にあるため、ここでは選択肢から除外します。地下鉄や私鉄のターミナル駅を検討するのが賢明です。主な理由として、交通の便がよい割りにＪＲよりも相場が安いことが多いからです。当院が文京区小石川に開業した理由の一つとして、徒歩１分圏内に地下鉄の最寄り駅が２つ（後楽園駅と春日駅）があることが挙げられます。この２つの駅は地下道で連絡しており、実質的に地下鉄４路線が行き交うターミナル駅でアクセスや利便性は抜群です。

加えて、立地の選定理由に小石川の「エリアの特性」があります。鍼灸院から徒歩3分圏内に区役所があり、これに関連する企業も多く、文京区におけるビジネスの拠点になっています。さらに近年では高級な住宅エリアとしても知られています。私は小石川が持つビジネスマン需要に加え、近隣住民の需要にも期待できることから**曜日や時間帯による集客の偏りが少ない**と考えました。さらに地下鉄駅前は文京区の中でも再開発エリア重点地区にあたり、数年後には街が大きく様変わりする計画があり、新たな住民や世帯が数百世帯も増えることが予想されています。

また、土地への思い入れも大切です。小石川は、歴史的にも東洋医学と所縁が深い土地柄でもあります。1722年（享保7年）に、徳川吉宗により庶民のための医療施設「小石川療養所」が開設され、東洋医学の最も繁栄した時代が現れました。それにあやかり「**鍼灸を当たり前の世の中にする**」**の再出発点としては最適な場所**であると考えました。

交通の便はもちろんのこと、開業地の近くに何があるのか、それによって人の流れはどうなっているのか、その土地のことを調べて、重層的に把握してみてください。また、街は生き物ですから、近い将来その街がどうなっていくのか、人口動態や行政の開発計画なども余力があれば見ておき、自分なりに未来予想して判断材料の一つとしましょう。

Who（個人開業か？　事業パートナーか？）

個人開業か？　あるいは友人や知人と共同で開業か？　開業にあたってはいろいろな形式がありますが、あえて私は「**個人での開業**」**をお勧め**します。もちろん、どちらにもメリット・デメリットがあります。共同開業のケースでは、開業資金や実務の分担などによる個々の負担軽減や、不安や孤独の共有などいくつかメリットも考えられますが、私の経験上、**遅かれ早かれ仲間割れすることが「常」であるように感じられます**。

一例に過ぎませんが、私が若かりし頃に乗り出したベンチャー起業はまさにそうでした。起業の準備段階が将来への希望や期待がＭＡＸで一番盛り上がり、最も楽しい時期といえます。しかし、いざ起業して業績が芳しくないとき、あるいは仕事の負担に差が出始めると、急激に著しく人間関係は悪化し、信頼関係はなくなり友人ではいられなくなります。一方で、業績がよいケースにおいても、利益配分でもめる話などはよくある例でしょう。友人といえども、所詮は他人です。**もめることを前提に、事前に明確なルールや指針づくりをして線引きをしておく**ことが賢明です。

そして、最ももめごとに発展しやすく、かつ事態の収拾が難しいのが、**同等の立場（50：50）で出資・開業したケース**です。仲間割れして袂を分かつにしても、何でもかんでも半分にできるわけではありません。お互いが主張し始めるとかなりややこしいことになり、収拾がつきません。やはり最初が肝心。共同出資するにせよ、どちらかが「主（出資負担増）」であり、どちらかは「従」とした主従関係や責任の所在を明確にしておくべきです。

このように、共同開業におけるデメリットは、開業そのものが失敗する致命傷になりかねないものがあります。まずは個人で開業して、人的ヘルプが必要なときにできるだけ利害関係の少ない他人を雇用契約することで補うほうが人的リスクヘッジとしては好ましいと思います。

なお、スタッフ雇用・教育のコツ、業務委託、鍼灸院の譲渡などについては、後の章「繁盛鍼灸院の人財戦略」（p.171）で詳しく論じます。

ビジネスチャンスは業界外にあり

もう一つ、「人の和」について述べておきます。

私は、できるだけ業界外の方々と会う機会を多く設けています。それは**多くのビジネスチャンスが「外の世界」にあることを、これまでのビジネス経験から感じ取っているから**です。

研究会やセミナーに参加して切磋琢磨するならよいのですが、毎回顔なじみの同業メンバーとただ集まってばかりで、「鍼灸はすばらしい」と自画自賛、あるいは「鍼灸院経営は厳しいね」といった傷の舐め合いからはビジネスチャンスは生まれません。では「果報は寝て待て」とばかり、開業から間もない暇な鍼灸院に閉じこもればいいかというとそんなことはなく、効率も悪く、精神衛生的にもよくありません。

そこで、開業直後の時間のあるときにこそ、**将来の種まきの期間**としたいところです。自らチャンスをつかむため、思い切って「外の世界」に出てみましょう。案外と鍼灸師の重宝される場面が多いことに気づかされます。

私の場合は、**地域の法人会**に入会しました。法人会は事業の資本金によって会費が決まるのですが、鍼灸院程度の事業規模であれば数百円〜数千円程度の最も安いランクの月会費で入会できるはずです（詳しくは開業地の法人会についてインターネットで検索してみてください）。我々にとってはお手頃な会費で地域社会のビジネスオーナーや役員など、それなりの実力者やポジションの方と知り合うことができます。会員の年齢も中高年がほとんどですから、身体にトラブルを持つ方も少なくありません。ましてや、**法人会に出席している鍼灸師は皆無ですから、まさに独壇場の専売特許状態**です。次々と「先生、実は最近、腰が痛くてね～」とか、「この前、医者に五十肩といわれたよ」など、こちらから尋ねてもいないのに、さまざまな身体トラブルを訴えてくるのです。名刺交換を兼ね、face to faceでお悩み相談させていただくことで、その方々にとっては今まで縁遠かった鍼灸院が身近な存在になり、我々にとっては将来の患者さん候補になるのです。

テレビ出演の話

業界外の方とのつながりによって生まれたビジネスチャンスの実体験として、少しだけテレビ出演のお話をしましょう。

とある縁で来院された、女性の敏腕テレビディレクターがおられました。健康志向も高く、毎回こちらのお話を興味深く聞いてくださいました。よほど私の話を気に入ってくださったのか、「院長の話とても面白いから、何かテレビでコラボできるといいわね」と言っていただきました。

初めはていのいい褒めの言葉程度に思っていましたが、ある日、本当に出演することに至りました。余談ですが、テレビ撮影に不慣れな私はかなり緊張し、今でも恥ずかしい気持ちになります（笑）。

テレビ出演して、その反響から感じたことは、メディア出演・紹介は新患獲得のツールとしての効果よりも、既存の患者さんが喜んでくれて、ロイヤリティの高いお得意ユーザーになっていただけることの効果が高いように実感しました。

異なる例として、とある美容関連機器メーカーのT社長から、自社商品コラボの相談をいただきました。T社長が開発されたメーキャップ用のエアーブラシの使用者から、「肌自体の調子がよくなる」と複数の反響があったのだそうです。「どうしてだろう？」と不思議に思ったT社長が、私に意見を求めにいらっしゃいました。さっそく私自身がエアーブラシを使用してみると、皮膚の局部にエアーの強弱が刺激されることで温かみを感じました（あたかも軸索反射で血管拡張が起こり、血流がよくなるような反応を自身で感じました）。「これは面白いかもしれない。これこそ刺さない鍼ならぬ、エアー鍼かもしれない！」と興奮したのを覚えています。

私が「さっそく正確なデータを取りましょうよ」と高額なドプラーの血流計をレンタルし、中年のおじさま５人で血流測定したのを懐かしく思います。結果、思っていた通り、血流の変化が認められ、「美容鍼」に類似した効果が期待できるかもということで、少し私の要望や改善点などを加えてマイナーチェンジし、商品化されました（さらに、２０１６年１月27日のＮＨＫ「朝イチ」でも紹介もされました）。

CHAPTER 4

新米鍼灸院の戦い方

私自身、遅ればせながら32歳で鍼灸学校（夜間部）に入学し、ストレートで教員養成科に進み、38歳で卒業。そこから間もなくの開業でした。ですから、大した臨床経験など皆無に近い状態での開業です。にもかかわらず、開業後約1年で年商1000万円に到達し、繁盛している状態を維持することができました。これは正直なところ、「鍼灸の腕前」だけで達成できたとは思えません。

当然、私にとって初めての開業である一鍼入魂堂は、ビッグチャレンジでした。そこで、開業にあたり、**徹底的に開業を「解剖する」**ところから始めました。一鍼入魂堂を構成するすべてに対して、「どうしてこの部分はこうしたのですか？」と問われれば、一つひとつに明確に、即座に回答できるほどに考え抜きました。

そこで本章では、一鍼入魂堂のありのままを、写真など交えて紹介することで「なぜ一鍼入魂堂が短期間で繁盛院になれたのか」について、私が考える理由を解説します。

そこから、読者の皆さんにとってのヒントや参考を引き出していただければと思います。

ネーミングの由来と経緯

「一鍼入魂堂」

初めて鍼灸院名を聞かされたときは、「変な名前だな……」というのが私の印象でした。実は知人の有名コピーライターJさんに、私のイメージから連想するネーミングをお願いし、その結果出てきたのがこの院名でした。

個人的な希望としては、いくつか鍼灸院名の候補をいただき、そのなかから私自身が一番気に入ったものを選べるのかなと思っていましたが、実際はJさんの「お前のイメージはこうだ。だから一つしか考えられなかった」と断言されましたので、他の選択肢はありませんでした（笑）。

巷には鍼灸院、整骨院やリラクゼーションサロンがたくさんあります。横文字を使ったいかにも華麗なネーミングもありますが、大多数は地名や院長の名前など、どれも似たようなものが多く、人々の記憶に残るようなネーミングはあまり多くないように思います。

そのように考えていくと、「一鍼入魂堂」という一見奇妙なネーミングは**検索結果も類似したものが少なく**、一目で分かりやすく覚えてもらいやすいうえ、とても斬新で、インパクトもあります。さすがプロの仕事でした。

また、Jさんには院名と併せて、ロゴデザインにも注力いただきました。太陽と8本の鍼を象徴としたオリジナルのロゴマークも、オシャレなデザインで気に入っています。これらはホームページ、パンフレット、名刺など、一鍼入魂堂の関連グッズにブランドロゴとして使用しています。

新米院長は「プラスアルファ」で勝負する

鍼灸師が陥りやすい罠に、「技術勝負にこだわり過ぎること」が挙げられます。新米院長が、その道一筋のベテラン鍼灸師に技術勝負で挑んで勝てるほど甘くはありません。

もちろん臨床家として「技術勝負にこだわること」自体は悪いことではありません。最終的には「技術力」が、鍼灸院の生命線であることは事実です。

しかし、よく考えてみてください。卓越した技術は多くの臨床経験の集積であり、一般的にはその修得に時間を要するものです。経営という視点に限っていえば、目先の経営すら危うい時期に、10年先あるいは20年先になるかもしれない技術的完成を待っている時間はありません。

あるのは「今」だけです。**「今」を勝利し続けた結果が、未来につながっていきます。**言い換えれば、「今」の積み重ねが「卓越した技術」にもつながるわけですから、**鍼灸院を長く経営していくことこそ、技術の向上という結果をもたらす**のです。

この期に及んでキレイごとをいうつもりは毛頭ありません。ベテラン鍼灸院が技術力で勝負しているならば、**新米鍼灸院は総合力で勝負していくしかない**のです。仮に新米院長の鍼灸技術が及第点でも、その他「プラスアルファ」で加点できれば、ベテラン鍼灸院ともマーケットで十分戦えるのです。一方で、「プラスアルファ」

の勝算もなしに開業することは無謀といわざるを得ません。マーケットからやむなく退場させられることは、時間の問題でしょう。技術を軽視するわけではなく、技術を重視して時間をかけて会得するためにも、当面は「プラスアルファ」を重視すべきだということです。

では、新米院長は何を「プラスアルファ」とすべきか。それは私の経験上、ひと目で分かりやすい「ビジュアル戦略」こそが、即効性の高い戦略だと考えています。

「鍼灸＋ビジュアル」という戦略

「鍼灸院なのにビジュアル重視？」と思う方もいるかもしれません。しかし、ヒトが視覚から得る情報は、70％以上ともいわれます。それほどにビジュアルの力は侮れません。

「クルマ選びとカーデザイン」を例に考えてみましょう。エンジンの性能が、とんでもなく高いクルマがあるとします。はたして高性能だけを売りに、そのクルマをヒット商品にできるでしょうか。確かに、「高性能である」ということだけで、一部のカーマニアには受け入れられるでしょう。しかし、マーケット全体として見た場合、「高性能であること」だけで、多くの一般人から支持されることはそれほどないようです。リサーチによれば、多くの人々がクルマ選びの基準をどこに置いているかというと、それは**デザイン**なのです。

こうした傾向は、何もクルマに限ったことではありません。巷にある多くのヒット商品は、そのビジュアルやデザイン、パッケージの美しさが大きく売上に貢献しています。これは広く知られたところでしょう。

元広告マンから転身した私からあえていわせていただくならば、**他業種に比べ鍼灸業界はビジュアル戦略が非常に遅れているマーケット**といえます。

鍼灸師は総じて「腕こそすべて」タイプが圧倒的に多く、比較的に「ビジュアルの力」を軽んじているように思えます。しかし、それは非常にもったいないことなのではないでしょうか。私は、鍼灸というすばらしい伝統医学にビジュアル面のアプローチをもっとうまく取り入れることで、広く一般にアピールすることが可能だと考えています。

実際、自費診療でいらっしゃる鍼灸の患者さんの多くは、上質な空間やサービスに精通している方も多く、ビジュアルデザインにもこだわる層が多いです。ゆえに、鍼灸院デザインにはこだわりたいところです。

しかし、「素敵なデザインの鍼灸院はいまだ多くない」というのが私の印象です。一般に整骨院風の極めてシンプルな鍼灸院デザインを多く拝見しますが、そこに機能性はあっても、デザイン的な魅力や優位性を感じません。整骨院の保険治療やワンコイン鍼灸院であれば**価格戦略の優位性**から、ビジュアル戦略は二の次でよいのかもしれません。しかし、極めて高額な自費治療の鍼灸院ともなれば、デザイン（上質な空間や雰囲気づくり）も経営の大事な要素になるのです。

ビジュアルに力を入れている鍼灸院が少ない現状だからこそ、**ほんの少しデザイン面を努力するだけで繁盛鍼灸院になりやすい**ともいえます。だから、私は鍼灸院デザインには徹底的にこだわりました。特に腕前がよかったわけでもない私が、後発ながら繁盛鍼灸院になれたのは「デザインの力」が大きいことを確信しています。

では、「集患しやすい鍼灸院デザイン」とはどのようなものでしょうか。当院の鍼灸院デザインを、その一つの回答例として示したいと思います。

「古民家風鍼灸院」という戦術

最短で繁盛院になるための近道、それは**繁盛院を真似ればよい**（**繁盛院から学べばよい**）というのが私の考えです。ですから、短期間での繁盛に成功した当院のデザイン戦術をぜひ参考にしてください。

【1】当院の外観デザイン

外観（エクステリア）のデザインは古きよき古民家さながら京町家風とし、鍼灸院の顔ともいうべき表玄関は蔵戸としました。玄関脇には緑のトクサが落ち着いた和のエントランス（入口）を演出しています［図7］。個々のアイテムが主張しながらも調和されており、ビジュアル的なバランスもよいのが、古民家風鍼灸院の特徴かもしれません。さらに夜は蔵戸から漏れ出る院内のやさしい光や、屋外用の電球色レフランプを木看板に照らすことで、趣のあるいい雰囲気になります。

【2】当院の内装（インテリア）

玄関の蔵戸を開けると、すぐにそこは畳が3畳ほど敷かれた待合室があります。そんなに広くはない空間は、まるで「茶室のようだ」とよくいわれます［図8］。照明は裸電球だけですが、何とも懐かしさを醸し出しています。

その待合室からさらに仕切りの格子戸を開けると、治療スペースとなります。治療スペースは板の間です［図9］。ベッドは3床。治療スペースの間

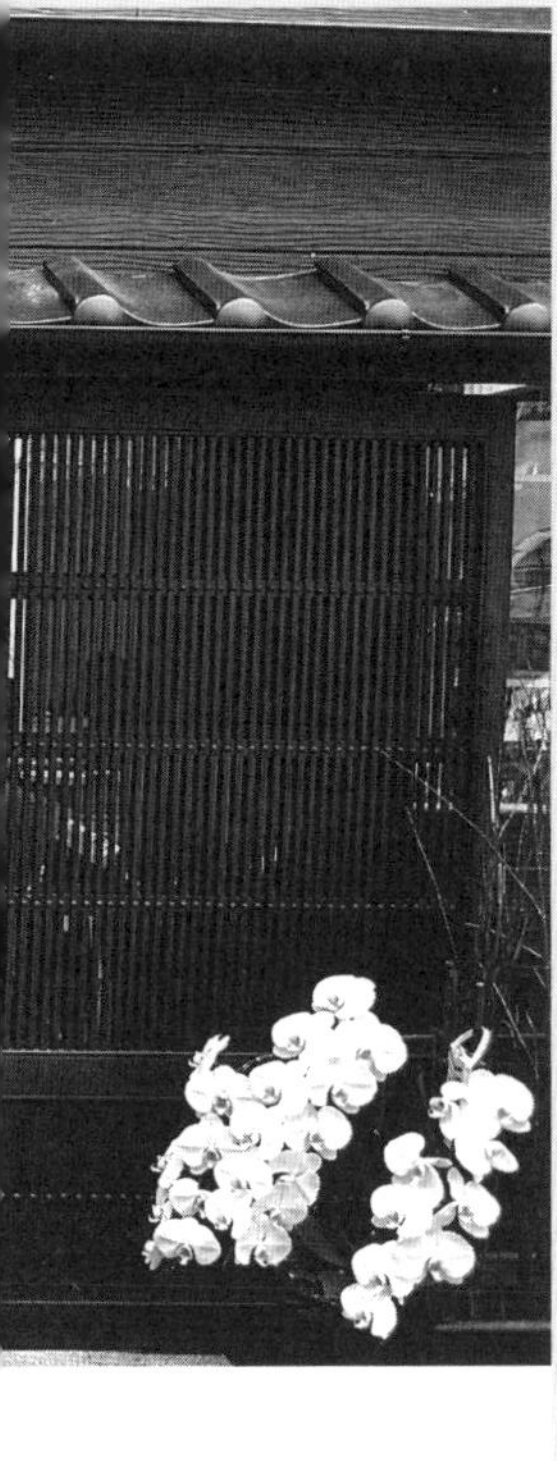

仕切りは、クセのないベージュのカーテンにしました。間仕切りにもこだわって障子や板戸で区分けして個室感を出したいところでしたが、個室にすると各部屋でエアコンや照明など個々に必要となり、コスト高になるので断念しました。理想のデザインを考えたうえで予算とにらめっこして、それに近づけていくことが必要です。

江戸時代にタイムスリップをしたようなこうした古民家風な鍼灸院は、**ポジティブな意味で**

図7

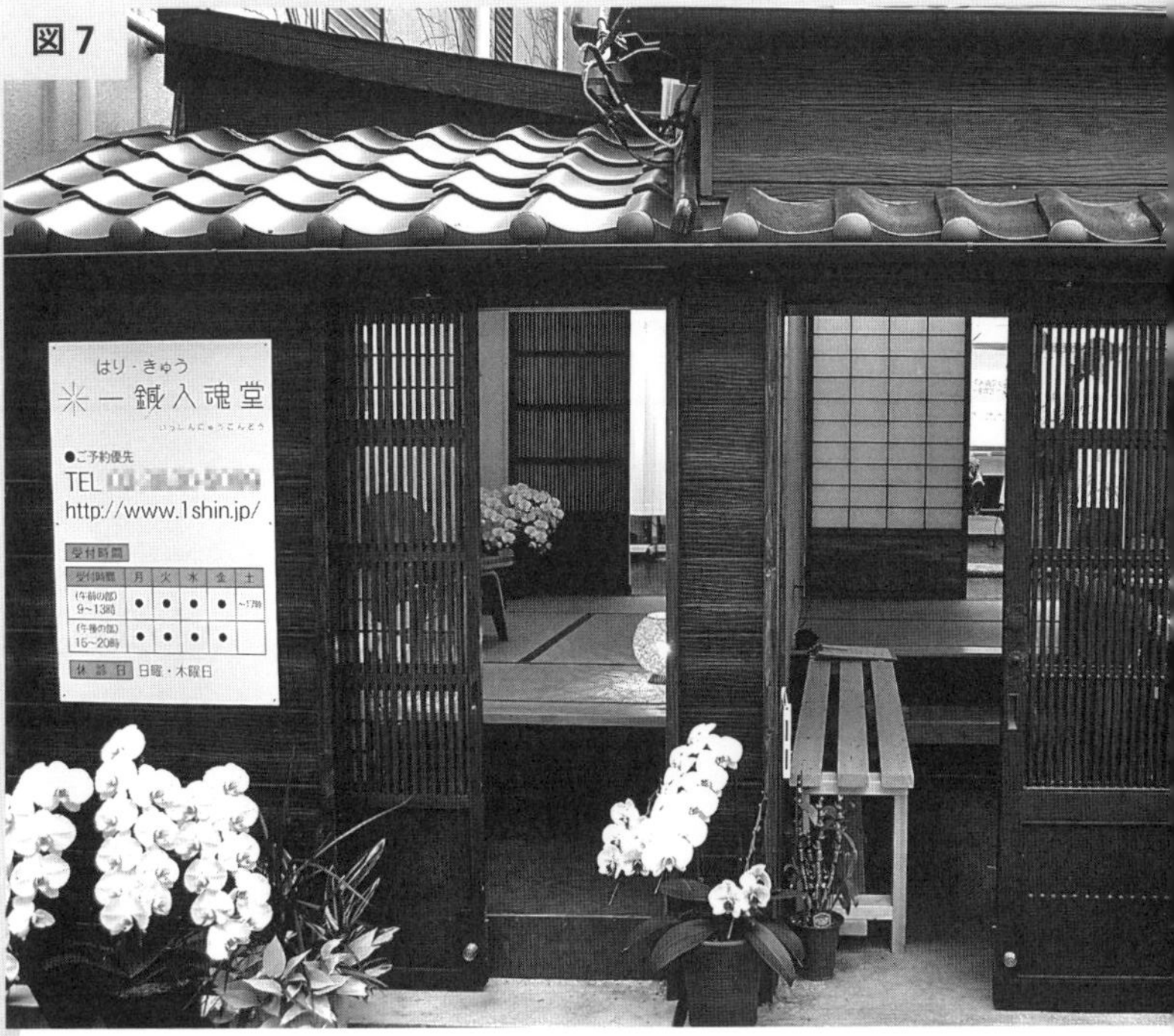

一鍼入魂堂（小石川院）の外観

嫌われにくいデザインといえます。若者には新鮮に、中高年にはどこかノスタルジックで懐かしく、外国人には「This is JAPAN!」といったように映るようです。世代や人種など、見る人によってとらえ方はさまざまですが、古民家風の鍼灸院は好意的にとらえられることが多いです。

開業当初は、その外観から「お蕎麦屋さんですか？」とか「古民家カフェですか？」と立ち寄られた方もいました（笑）。なかには「鍼灸院に行きたいというよりは、なかに入ってみたい」と、古民家への興味が優先して来院したという新規患者さんもいるくらいでした。

鍼灸院デザインに限っていえば、**日本の伝統医学を提供する施設である鍼灸院は、やはり伝統的な古民家スタイルと非常に相性がよい**と実感しています。個人的な見解としては、いっそのこと**すべての鍼灸院が古民家スタイルに統一化し、鍼灸院デザインのディファクトスタンダード**になればいいなと思っています。もし実現すれば、とてもインパクトの大きい「**鍼灸業界のアイコン**（**視認化**）」になり得ます。古民家風の鍼灸院があちらこちらで多く見受けられるようになれば、一般ユーザー

図 8

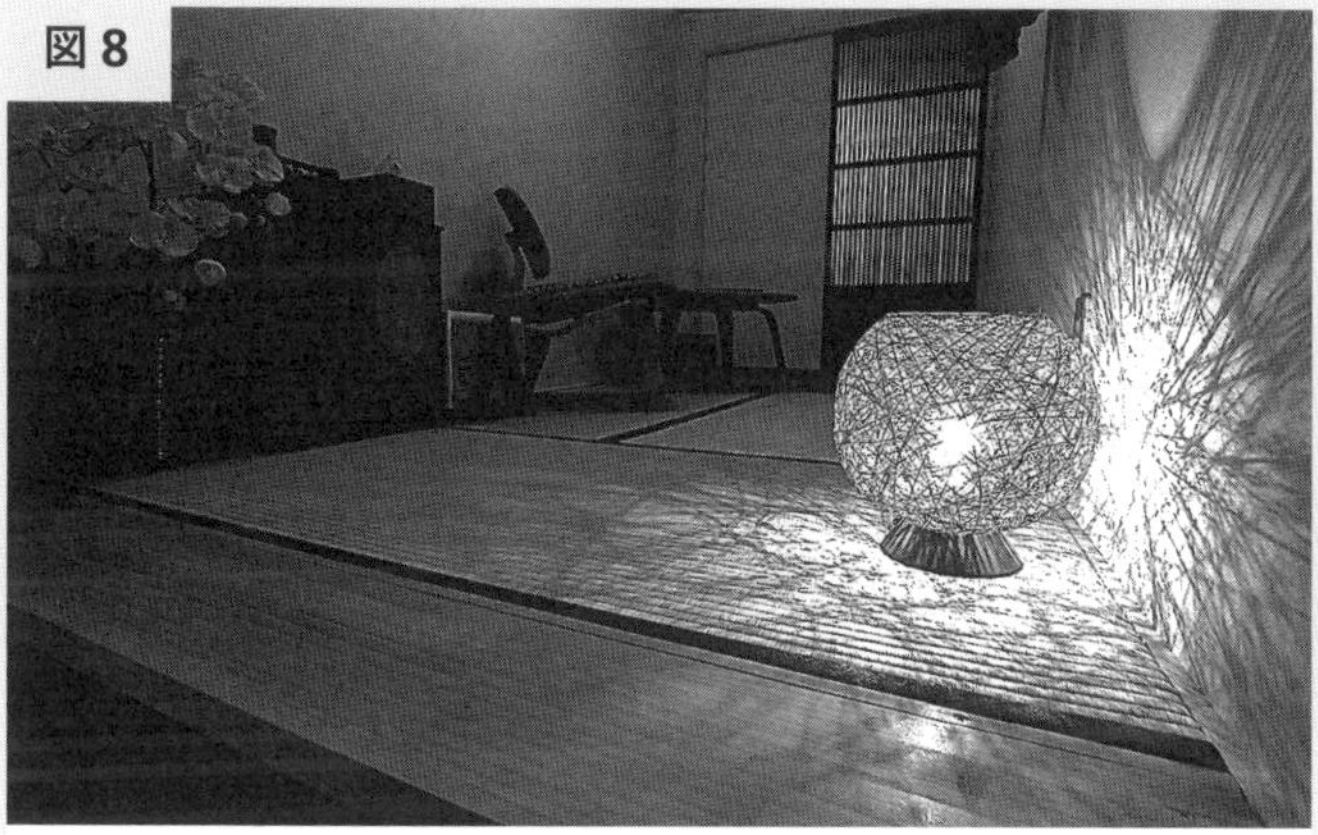

茶室のような待合室

図 9

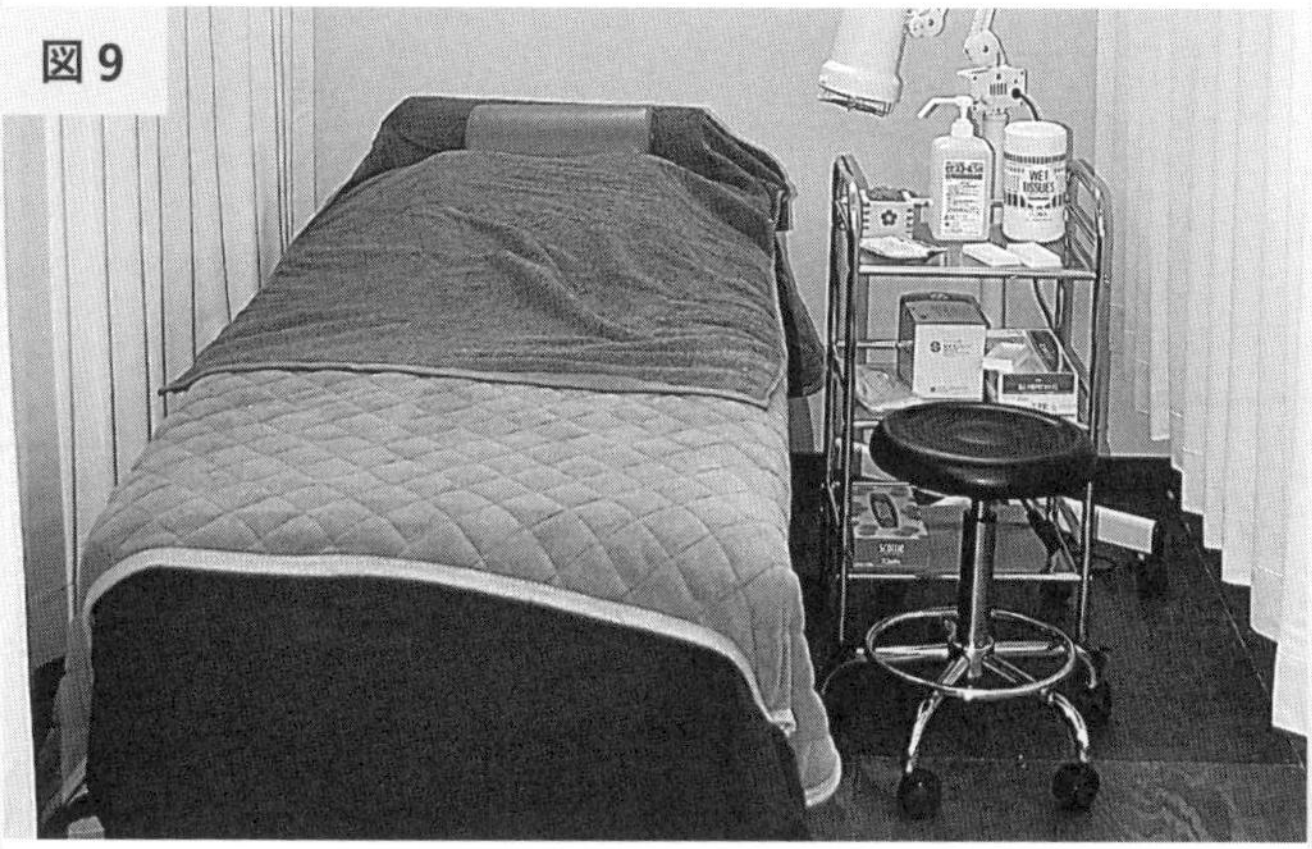

一鍼入魂堂（小石川院）の治療室

もそのビジュアルアイコンから「古民家≒鍼灸院」ということを広く認知するだろうというのが私の考えです。

「鍼灸院の古民家アイコン化」は、視覚的戦略のなかでも極めて効果が期待できる戦術だと感じています。「**日本の伝統医学である鍼灸は、日本の伝統美のなかで行われるもの**」というビジュアルと一体化させたイメージを確立し、新規ユーザーへ興味を喚起するのです。

ほかの業種（例えば「蕎麦屋≒古民家」）に持っていかれてしまう前に先手を打ち、ぜひ実現させたいものです。

繁盛鍼灸院に学ぶ鍼灸院デザイン6種の神器

私がお勧めする古民家風鍼灸院ですが、次の「古民家鍼灸院になるための6種の神器」を用いるだけで簡単に実践可能です。しかも、価格的にはデザインにこだわらない鍼灸院づくりと大して変わらないのに、古民家風は高級感を演出できる分、コストパフォーマンスに優れています。

それでは古民家風鍼灸院になるための神器とはどのようなアイテムなのでしょうか。

- 蔵戸
- 格子戸（障子戸）
- 畳
- 板の間
- 裸電球
- 瓦屋根（飾り屋根3列程度）

以上の組み合わせです。器用な方ならＤＩＹ（do it yourself）も可能でしょう。

実際に、当院（小石川院）の開業にあたっては資金に余裕がなかったので、私もかなりの部分でＤＩＹしました。これらの「神器」類はインターネットで検索し、簡単に購入できます。鍼灸院の実際のイメージとしては以下の通りです。

【1】鍼灸院エントランス

鍼灸院の顔ともいえる出入り口はインパクト大の「蔵戸」がお勧めです。可能であれば蔵戸の上に、飾り屋根程度に瓦屋根を3列程度並べたものを備えれば、一見、高級旅館と見まがう素敵なエントランスの完成です。

軒先には和によく合うトクサなどの植物を置いてあると、いい雰囲気になります。玄関周りや軒先のスペースに余裕があれば、白い庭石などを置ければさらにクラシックに仕上がります。

【2】待合室

「入り口を開ければ、茶室のような待合室」をつくります。規模にもよりますが、1〜2人の患者さんが待つ程度のスペースであれば、畳を3〜4畳くらい並べれば十分です。

【3】間仕切り

待合室と施術室の間仕切りには、障子戸や格子戸、板戸を使いましょう。各ベッドの間仕切りにこれらを用いて個室にしてもよいですが、予算が厳しい場合はカーテンにしましょう。

【4】施術室

施術室は板の間にします。材質は1枚（1800㎜×900㎜）1000円前後のコンパネで十分です。コンパネにオイルステインでダークブラウンに着色すれば、木目が際立ち、風合いが出ます。

以上のように見ていくと、「お金をかけなければ上質なものはつくれない」わけではないことが分かると思います。要は知恵とセンスと工夫次第なのです。上述した6アイテムを用いれば古民家風鍼灸院として十分なビジュアルになるかと思います。

鍼灸院のデザインや見た目のセンスは、新規患者さんが鍼灸院を決める大きな判断材料であり、重要な要素の一つです。一店舗でも多く、古民家風鍼灸院が増え、鍼灸院アイコン化が定着することで、ビジュアル的に一般の方々へアピールできれば「鍼灸を当たり前の世の中にする」実現に一歩近づくのではないでしょうか。

勝てる鍼灸院は五感に働きかける

鍼灸院デザインは患者さんの視覚に訴える要素です。さらに、音や香りなどにもこだわって、患者さんの五感全部に働きかけて「いい鍼灸院だな」という印象を残しましょう。

①聴覚（院内BGM）

治療中、バックミュージックとして中国伝統楽器・二胡のCDをかけています。

鍼灸と相性がとてもよいことは、以前より実感として得ていました。

今時、ヒーリングミュージックは、どこのリラクゼーション系店舗でもかけています。ストレス発散やリラックスに、自宅でもヒーリングミュージックをたしなむ人もいるでしょう。

そこで鍼灸院というスペシャルな空間を演出するためには、普段はなかなか聞かない「二胡」が一役買ってくれています。実際、二胡の波長はとてもリラックスできますし、「鍼灸院の音楽」として特化してお勧めしたいです。

非日常的な古民家風の鍼灸院にやってきて、二胡をバックに鍼灸治療を受けて非日常的な体験を過ごすことが、患者さんには価値ある経験と感じられるのかもしれません。

②嗅覚（香り）

鍼灸院の香りについては、特にアロマ系でというわけではありませんし、私はあまりお勧めしていません（そこに鍼灸や東洋医学と関連性があるものであればよいかもしれませんが）。これもＢＧＭと同様、今時どこのヒーリングサロンでもリラクゼーションでもアロマを焚いています。私たち鍼灸師としては一方で、こうしたリラクゼーション系店舗とは一線を画していることをアピールする必要もあるでしょう。

では、鍼灸院独自の香りとはなんでしょうか？　それは当然、**艾の匂い**です。実際に艾の匂いが好きだという患者さんは非常に多いです。匂いは記憶を喚起する力が非常に強いですから、艾の匂いをかぐことで以前の治療のときの記憶を思い出し、一気に非日常的な鍼灸モードに誘ってくれるようです。

ただし、一部マンションでは灸禁止のところもあるようですので、ご注意ください。

③触覚・味覚（一鍼入魂堂の施術サービス）

当院の施術の流れを以下にご紹介します。何か特別なことをしているわけではありませんが、参考になるところがあれば幸いです。

初診の患者さんには待合室で、予診票を記入していただきます。予診表は表裏1ページから構成されており、表に患者さんの必要事項を記入していただき、裏は該当するものに○×式で記入いただくことで、東洋医学的な体質が浮き彫りになってくるような構成にしてあります［図10］。

次に施術室にお通しして、患者着に着替えていただきます。この間に予診票をチェックします。着替え終わった頃を見計らって、**必ず「中へ入ってよろしいですか？」と確認してから施術室に入室します**。「初めてなので、少し詳しくお話を聞かせてください」と、問診票で気になるところの詳細をうかがいます。

当院の施術は、腹臥位から開始します。経験上、多くの鍼灸院では背臥位から施術しますが、当院のスタイルのように患者さんの表裏全身を治療する場合、治療が**腹臥位で終わると、顔に枕の跡や目が霞んだりと不快なことが多い**です。そこで、背臥位で治療を終えるようにして、患者さんがリラックスしたまま快適に治療を終えることができるようにしています。

背部の施術を行います。鍼灸の術式については、本書のテーマが「経営術」なの

予診表

年　　月　　日

フリガナ		性別	生年月日	年齢
お名前		男 女	明・大・昭・平 年　　月　　日	
ご住所	（〒　　－　　）Email アドレス: 自宅℡　　－　　－　　連絡先℡　　－　　－			

ご職業（詳しくお書き下さい）	ご来院のきっかけ	当院で過去に治療を受けたことが
	ご紹介（　　　　様）・看板 インターネット・HP・パンフレット・他	ある　・　ない

現在つらい症状をお書き下さい。
（なるべく詳しくお願いします）

症状のある場所を○で囲んで下さい。

1.

2.

3.

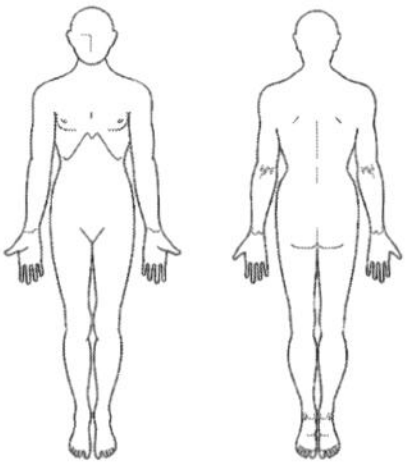

・上記の症状について他の医療機関で治療を受けたことがありますか？　ない　・　ある
[病院（　　　　　　）科、鍼灸院、接骨院、マッサージ、整体院、その他　]
・いつですか？　[　　　　　　　　]
・その時何と言われましたか？（診断名など）
[　　　　　　　　]

・鍼灸の経験はありますか？　有　・　無　　・アレルギーはありますか？　有　・　無
・肝炎の経験はありますか？　有　・　無　　・高血圧はありますか？　有　・　無
・輸血の経験はありますか？　有　・　無　　・糖尿病はありますか？　有　・　無
・過去に入院、手術または長期通院の経験はありますか？　有　・　無
[　　　　（日・カ月・年）前]　[病名：　　　　　　　　]
[　　　　（日・カ月・年）前]　[病名：　　　　　　　　]

図 10

・現在の症状、またはたびたび起こる症状に○をつけてください。

1. 痛みがある（部位：　　　　　　　）
2. しびれがある（部位：　　　　　　）
3. だるさがある（部位：　　　　　　）
4. 頭痛がある
5. 頭重がある
6. いつも不安感がある
7. イライラする
8. 眠れない
9. 夢をよく見る
10. めまいがする
11. 耳鳴りがする
12. 目がかすむ
13. 鼻がつまる
14. 口の中があれる
15. 口がねばる
16. のどが渇く
17. 水分をよく取る
18. 咳がでる
19. 痰がからむ
20. のどがつまる
21. 呼吸しにくい
22. 息が切れる
23. のぼせる
24. 肩がこる
25. 首がこる
26. 背中がこる
27. 関節がはれる
28. 冷えがある
29. 熱感（ほてり）がある
30. 胸やけがする
31. 動悸がする
32. 汗をよくかく
33. 吐き気がする
34. 胃がむかつく
35. 食欲がない
36. お腹がはる
37. 便秘をする（約　　　　日間）
38. 下痢をする
39. 血便がある
40. 小便の出が悪い
41. 小便が近い（1日　　　　回）
42. 小便が濁っている
43. 小便のあと不快感がある
44. むくみがある（顔・手・足・他）
45. 疲れやすい
46. 体重が急に減少した（　　カ月
47. 体重が急に増加した
48. 手足が動かしにくい
49. 手足がふるえる
50. 伝染病にかかったことがある
51. お酒を飲む（　　日に　　　　位）
52. タバコを吸う（1日　　　　本）

※女性の方は以下の質問にもお答えください

53. 現在妊娠している
54. 生理が不順である
55. 生理痛がある（　前・中・後　）
56. 不正出血がある
57. おりものについて気になる
58. 閉経した（　　　　　歳頃）
59. 出産経験がある（　正常・異常　）

・以下の質問にも分かる範囲でお答えください。

・現在服用中のお薬はありますか？　無　・　有

[　いつから：　　　　　　　　　　　薬名：　　　　　　　　　　　]

[　いつから：　　　　　　　　　　　薬名：　　　　　　　　　　　]

・ご家族疾病経歴：　両親[　　　　　　　　　　　　　　　　　　　]

　　　　　　　　　　兄弟[　　　　　　　　　　　　　　　　　　　]

・身長[　　　　　　cm]　体重[　　　　　　　kg]

・視力[右：　　　　　　][左：　　　　　　]

・血圧[　　　　／　　　　　]

・他に治療に関して心配事、ご要望などありましたらお書きください。

[　　　　　　　　　　　　　　　　　　　　　　　　　　　　　　　]

一鍼入魂堂で使用している予診表

で詳述しませんが、当院ではトリガーポイント鍼療法と伝統鍼灸をオリジナルに併用して施術しています。鍼だけでなく、必要に応じて知熱灸をします。知熱灸の温かみと香りが、患者さんには心地よいようです。

プロの鍼灸院として、やはり市販の灸の使用は避けたいところです。当院では、あくまで家庭でのセルフケア用であることを前提に販売しています。また、患者さんによってはネパール棒灸という通常の棒灸の3倍ほど太い、特別な棒灸で押し灸（温灸）を施しますが、とても気持ちいいので棒灸ファンが多いのも特筆しておきます。

背臥位に体位変換します。鍼に加え、必要に応じて箱灸を下腹部に施すことがあります。当院は、先述しているように各種の温灸に力を入れており、非常に喜ばれることが多いです（ということは患者さんの状態に合っているということですが）。患者さんに聞くと、**しっかり灸をしてくれる鍼灸院は案外少ない**ようです。

一連の施術が終わったら、患者さんの身体の変化を改めてチェックします。足の裏が温かくサラサラしていれば、基本的には足指の末端まで血流がよくなっており、副交感神経がリラックスしているとみて、治療を終了とします。最後に不快なところはないか、症状の軽減はどれくらいみられたかなどを、患者さん自身に聞いて治療を終えます。

着替え後、ふらつきや瞑眩反応など起こることがあるため、待合室でお茶を嗜んでゆっくりしていただく時間を設けます。開業当初は、南部鉄器の茶釜で白湯を出していました。鉄分が多く含有されることから、特に女性にはよいとされています。

最後にお代をいただき、次回の予約アポイントを取ります。**この次回のアポ取りが、非常に大切です**。なかなかいい出せない新米院長が多いようですが、きちんと次回も打席に立てるように予約を取りましょう！

新米院長はリピート率3割を目指せ！

予約の話が出たところで、リピート率について付言しておきましょう。リピート率が上がらないと嘆く新米院長は少なくないようですが、一体どれくらいのリピート率を目指しているのでしょうか。

私は**3割あれば上等**だと思っています。

もちろん10割リピートしていただくために全力は尽くしますが、結果として3割でよいという割り切りも必要だということです（これは「10割を狙ってもよくて3割」という意味で、初めから3割を狙うということではありません）。ベテラン鍼灸師であっても、リピート率10割は難しいでしょう。

ここで強調したいのは、あくまで「**リピート率10割の結果にあまりこだわるな**」ということ。「なぜあの患者さんは来ないのだろう**?**」「治療の何が悪かったのだろう**?**」と、サービス向上につながるための「何か改善すべき点はあったか」を検証することは大切です。しかしながら、これがネガティブに作用し、施術者が自信を喪失し、さらに大事な部分であるモチベーションや士気までもが低下することだけは一番避けたいところです。

鍼灸院の経営的観点からいえば、リピート率3割で十分にやっていけるようになります。例えば一人施術者で1日MAX10人の患者さんを施術できるキャパがあるとして、月働20日すれば延べ200人／月の患者さんで予約スケジュールが一杯ということになります。これ以上は、物理的に受け付けられないのです。鍼灸院の上限はすぐに決まってしまう所以です。

開業して1年後にこうしたキャパシティMAXの状態になっていれば上出来ですから、当初からハードルを上げて疲弊することは望ましくありません。3割リピートが来れば、やがて患者さんの延べ絶対数が増えて安定していきます。知らない間にあなたの予約スケジュール帳は埋まっているはずです。大事なことはモチベーションの維持と、営業をし続けるという経営体力です。鍼灸院経営の成功の秘訣は、**「同じ場所で営業し続けること」**といっても過言ではありません。

付け加えていうならば、**新米院長は打率よりも打席数**にこだわりなさいとアドバイスしています。経営を成り立たせるのは、**打席数を増やすか（新規患者さん）**、**打率を上げるか（リピーター）のどちらか**です。

開業当初は打率3割ですら難しいかもしれません。しかし、打席数（新規患者さん）

が上がれば、打率2割でもやっていけるのです。一方、打席数（新規患者数）が少なくても、打率（リピーター）がよければ経営は成り立ちます。

仮に来院頻度が週1回の患者さんが10人いれば、4週で延べ40人の予約枠が埋まったことになります。あとは各週1回や月1の患者さんがそれぞれ5人ずついれば、10人（各週）＋5人（月1）の延べ15人枠分となります。これで上述と合わせて、55人分の予約枠が埋まるのです。

開業当初の経営が不安定な時期は、新米院長はどちらもチャレンジしなければなりませんから大変ですが、実力の伴わないうちは打率よりも打席数を優先すべきかと思います。理由としては、**打席数が増えれば、自然に自信やテクニックは向上していくので結果として打率アップにつながる**からです。集患は、新規患者さんの獲得を意識して行うようにしましょう。

もう1つの〝How much〟～価格戦略～

第3章で紹介した「5W1H法」のHowを〝How much〟と説明し、主に開業資金について論じました（p.52）。しかし、鍼灸院経営において、もう一つ大切な〝How much〟があります。それは価格です。「打率と打席数」の例が出たところで、続いて価格の話に移っていきましょう。

最近の価格戦略のトレンドは、デフレ脱却観測からか、安易な低価格に走ることなく高価格帯が望ましいとする傾向が強いようです。確かに値下げはいつでもできますが、値上げは難しいものです。一方で、低価格帯で新規顧客を増やすべきという考え方も依然として根強いようです。どちらにせよ、巷のマーケティング本でも「価格づけの難しさ」を説いているものが多くあることから明らかなように、どんな業界でも経営者は「適正な価格」とは一体、いくらなのか頭を悩ませています。「鍼灸院の施術料」の設定に悩む新米院長も多いようです。「まだ新米だし、自信がないから安くしよう……」と、目先の集患のために安易な低価格戦略を取ると、どうなるでしょうか。確かに一時的に功を奏し、「低価格だから来るという患者さん」の支持は得られるかもしれません。しかし、そうした患者さんは、**さらに安い**

鍼灸院ができると、すぐに乗り換えてしまいます。

一方、「高額≒上質」というイメージ戦略を狙って高価格帯で勝負するのは、実績十分、認知十分のブランド鍼灸院になれば話は別ですが、新米鍼灸院においては得策ではありません。一般的に**新規店の高価格戦略の定着には時間を要することが多く、さらには失敗するリスクも高い**ことを鑑みると、新米鍼灸院があえて高価格戦略を取り、そのためにつまずいているほど時間も資本も余裕はないと思います。

超情報社会において、一般ユーザーはとても賢い購買行動をとっています。こちらの安易な価格戦略に乗ってくるほど甘くはないのです。では、どのように価格を決めればいいのでしょうか。私は「**新米鍼灸院は価格で勝負しなくてよい**」と思っています。まずは地域の相場をリサーチし、同額程度に設定すればよいのではないでしょうか。例えば東京都内なら１時間５０００～６０００円としている鍼灸院が多いですから、まずはこれと同じくらいの価格設定から始めてみるのがよいでしょう。

むしろ私が強調したいのは、価格戦略でなく、「**コスパ（コストパフォーマンス）戦略**」

です。一鍼入魂堂が考えたコスパ戦略を一例として挙げてみます。

まず施術料を、都内の相場と同等の6000円に設定しました。ですが、多くの鍼灸院が1時間6000円としているのに対して、当院は**90分6000円**に設定しました。「同額なのに、施術時間が30分も長い」ということ、つまり、一見して「パフォーマンスがよい」と患者さんに感じていただくようにしました。もちろん施術時間が長ければよいというわけではありません。しかし、「長く時間を取ってくれる」ということに価値を見出す患者さんが少なくないのも事実です。特に**新規患者さんは、こうした小さな違いによる「大きな差」を見過ごさない**ものです。

「患者さん一人当たりの時間を長くすると、回転率が下がり、非効率なのでは」という疑問も出てくると思います。そこで、当院における実際の回転について、イメージ図にしてみました［**図11**］。基本は置鍼中心の施術なのでベッドの占有時間が長くなり、多少非効率的にはなります。しかし、一人院長が可能な施術キャパを考えると、むしろゆったり時間を取るスタイルのほうが、施術者の疲労が少なく患者さんにも喜ばれ、双方にとってメリットになることも多いと思います。こうして「一鍼入魂堂のコスパ戦略（90分施術で6000円）」は「あの先生は身体を上下・前後・左右ゆっくり丁寧に治療してくれる」と評判になり、広く受け入れられました。

「他の鍼灸院と同じ値段なのに、ここは○○があるからコスパがよい」。当院は○○の部分に「施術時間」を代入しましたが、ほかにもさまざまな工夫が考えられると思います。第3章で、「5W1H」の〝What〟で、あなたが患者さんに提供できる「価値」は何なのかを考えてみようと述べました（p.50）。○○**に入るものは、あなたが提供できる価値**の一つでもあるのです。

図 11

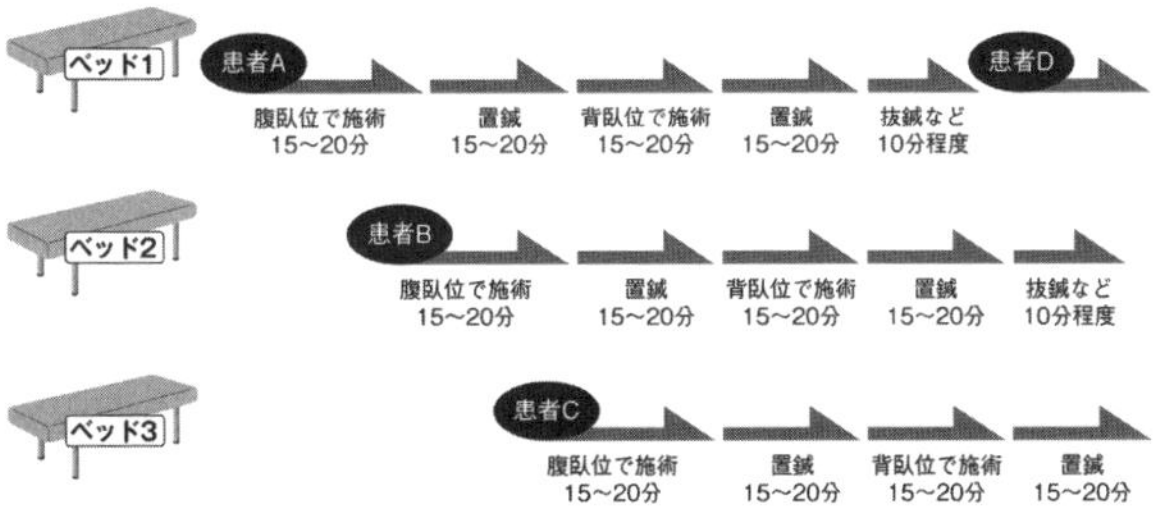

※ベッド3床で患者1人につき90分とした場合、およそ20～30分ごとに予約を受けることが可能

一鍼入魂堂における患者の回転パターン

CHAPTER 5

繁盛鍼灸院になるためのとっておきの方法

何かを始めるとき、すべてをゼロベースから考えることは決して効率のよい方法とはいえません。つまり、繁盛院になるための近道は、**繁盛院を真似る**ことです。真似ることは悪いことではありません。学びは「まねび」ともいうように、人は先を行く者を真似ることによって学んでいくものです。

「先を行く者」である繁盛院には、繁盛するだけの理由が必ずあるはずです。まずは、**なりたい繁盛院を徹底的にリサーチ**することです。そして、そのリサーチ結果から仮説を立て（Plan）、実践し（Do）、検証し（Check）、改良（Act）を重ねてみることです。これをマーケティング用語で「**PDCAサイクル**」といいます。

この章では、私が開業に際して、さまざまな繁盛鍼灸院が繁盛している理由をリサーチし、分析し、真似をして実際に取り入れてみた、簡単で即実践できるテクニックを紹介します。

新米鍼灸院こそ見栄を張れ

現況のビジネス社会において、「ハッタリ」は必須スキルといえるかもしれません。ビジネスにおいて、ハッタリが必要な局面は想像以上に見受けられます。

私の知っているやり手ビジネスマンの多くは、自分がステータスのある人間に見えるように気を配っています。そうすることで、新たな儲け話やビジネスが舞い込んでくるというのです。また、お金持ちがさらにリッチになる理由の一つに、「お金持ちには優先的にいい情報が入りやすい」というものがあります。

もちろん、外見や振る舞いが必ずしもその人の実像を表していないことが多いのは承知しています。しかし、ビジネスシーンでは、初対面や短時間で複雑なコミュニケーションを取ることが求められるため、**自分のイメージや言動からどんな人なのかを判断される局面がしばしばあります。そのため、見た目やイメージが貧相では損をする**ことがあると、一流のビジネスマンは経験的に知っています。好むと好まざるとにかかわらず、これがビジネス社会といえるでしょう。

鍼灸院の経営も同じです。キャリアの少ない**新米院長こそ、少しくらい見栄を張るほうがちょうどいい**のです。繁盛していなくても繁盛している振りをする、多少治療技術に自信がなくても自信満々に見えるよう振る舞うべきです。そうでなければ、**患者さんが不安になります**。あえて不人気な鍼灸院に行きたいという人が少ないのは、常識的に考えれば分かります。新規の患者さんは繁盛している鍼灸院に行きたいと考えているものです。

一般的な企業であれ、鍼灸院であれ、大事な局面やピンチな場面において、**ハッタリの一つもかませないようでは経営者として心許ないのは事実**です。「なりたい自分」であるかのように振る舞うことで、「なりたい自分」に近づくことはよくある話。実態とかけ離れた開業当初は虚しくなることもあるでしょうが、これも新米鍼灸院をいち早く軌道に乗せるための戦術の一つと捉えてください。そうすることで、**「あの鍼灸院は繁盛しているらしいよ」という「流れ」がつくられていきます。**

繁盛鍼灸院の予約の取り方に学ぶ

「予約の取り方」一つにも、繁盛鍼灸院に学ぶべきところは多くあります。まず知ってほしいことは、**繁盛鍼灸院は常に予約が取りにくい**ということです。

患者さんが少なく、新米院長にとって苦しい開業当初は、喉から手が出るほど新規患者さんに来院してほしいもの。そんなときに、新規患者さんから予約の問い合わせがあったら、何と対応しますか?

「ご都合のよい日時で、いつでもいいですよ」

このような答えが思い浮かんだかもしれません。しかし、この答えには「落とし穴」が隠されています。「患者第一主義」の観点からいえば正しい回答かもしれませんが、最短で繁盛鍼灸院になるための対応として「?」であります。それどころか、ネガティブに作用するかもしれません。

つまり、右の回答を聞いた患者さんのなかには、**「この鍼灸院は患者がいなくて、いつも暇なのか?　どうも心配だ」という心理が働く可能性が少なくない**のです。

そして、「暇な鍼灸院＝腕も悪い鍼灸院」などと勝手な解釈をされかねません。

患者さんは、初めての鍼灸院に対して「期待と希望」と同じくらい「不安と不信」

などのネガティブさも併せ持つものです。それくらい、「初めての鍼灸院」は、患者さんにとってビッグチャレンジなのです。

新しい飲食店に行ってみたとき、入店してみたものの、お客さんがまるでいないで店員が暇そうにしている。その様子を見た時点で「ああ、外したかも……」と思った経験はありませんか？　これと同じ心理を患者さんは抱いています。

新規患者さんは、自分の選択眼が正しかったかどうか不安に思うものです。そんな期待と不安を抱いている**患者さんは些細なところからでも、自分が行こうとしているる鍼灸院がどんなところなのかを知ろうと敏感になっています**。ですから、他の患者さんが来院する気配もない「閑古鳥が鳴いている鍼灸院」の空気感を、患者さんはシビアに感じ取ります。「あれっ……この鍼灸院、大丈夫……？」という不安感、疑念は、せっかくの治療効果をも半減させてしまいかねませんし、当然リピートにもつながりません。

そこで、繁盛鍼灸院の真似をしてみましょう。

繁盛鍼灸院は「本当に」予約が取りづらいため、予約に制限をかけていますが、ここはあえて新米鍼灸院も**見栄を張って予約に制限をかける**のです。

具体的には、**新規患者さんの予約は、数少ない既存の患者さんの予約時間の前後だけに限定**します。もちろん患者さんの都合、主訴や状態をお聞きしたうえで、緊急度などに応じて予約時間を決めるのが前提ではありますが、急を要さない場合には、あくまで**予約スケジューリングのイニシアティヴは鍼灸院側が握る**のです。このことを肝に銘じてください。

まずは患者さんの都合のよい日時を聞いてください。そのうえで、患者さんの希望する時間帯の前後に既存の患者さんの予約が入っていない場合には、あえて「申し訳ありません。その時間はあいにく先約のため、ご予約を承ることができません。キャンセル待ち、または別の日時でご予約は可能でしょうか。**例えば○月○日の○時はいかがでしょうか**」という対応を取るのです。そうすることで、この患者さんは「あら、この鍼灸院は案外と人気があるのかしら（少し安心したわ）」となるのです。そして、実際に来院され、隣のベッドや待合室で他の患者さんの存在を確認することで、ようやく新規患者さんの**スタートラインに乗っかることになります**。もちろん真の評価は後々、治療結果によって下されることになるわけですが、リピートしていただかないことには真の評価を下してもらうことすらできません。

新米院長に大切なのは「段取り」、これが8割。すなわち、**患者さんの来院前から勝負は始まっている**と心得てください。

タオルワークというテクニック

鍼灸院、整骨院、各種リラクゼーション系店舗が乱立しているなか、施術あるいはサービスに対して患者さんの求めるハードルはますます高く、シビアになってきています。よほど鍼灸の腕前があるなら別ですが、いまだ半人前の新米院長にとっては「鍼灸プラスアルファ」の部分で差別化が必要なことは先述しました。

当院ではその一環として、「**タオルワークにこだわる**」ことを実践しています。

タオルワーク（ドレーピング）とは、簡単にいえば大判のバスタオルを2～5枚程度を用いて、施術中の患者さんを上手に覆うスキルやテクニックのことです。
個人的な見解ですが、

①特に女性の患者さんに対して、刺鍼している部位以外はできるだけ肌を露出させないよう、タオルワークで隠してあげることで安心感を与えます
②置鍼中はできるだけ外気の環境（寒熱）やストレスに影響されないように、タオルワークすることで快適に保ちます

特に①については顕著で、男性の新米院長（一人）と女性患者さん（一人）が対峙する初診の施術においては、タオルワークが安心感を与えます。

今のところ鍼灸院で細かくタオルワークを実践されているところは少ないようですので、こうした細部にまで手を抜かないきめ細かな心配りやサービスをきちんとしておくことで患者さんの評価は上がり、リピートにつながります。

タオルワークのコツ

①基本形は、腰から足元にかけての縦1枚と、背中の横1枚によるT字型スタイルとなります。

②背部の施術時は刺鍼部位にもよりますが、膀胱経の治療がメインであれば殿部から足元に縦1枚と、左右の肩から殿部にかけて（膀胱経の刺鍼部位に重ならない程度に2つ折りしたタオル）を縦1枚ずつ、計3枚かけることで見た目も美しく、かつ適切に身体を覆うことができます。ちなみに腰部のみの施術の場合は、さらに施術部位から頭にかけてまで広くタオルで覆ってしまいます［図12-A］。

③背臥位の場合、（刺鍼する場所にもよりますが）こちらも下腹部から足元にかけて縦1枚と、鎖骨から下腹部にかけて横1枚のT字型が基本です。

④続いて腹部（任脈～胃経）に刺鍼するときは、②を応用するように刺鍼していない部分を左右（2つ折りにしたタオルを）、肩から脇腹～殿部横に至る部位を覆います［図12-B］。また、私の場合は、背臥位時の腹部刺鍼は斜刺あるいは横刺にし

図 12

A: 腹臥位

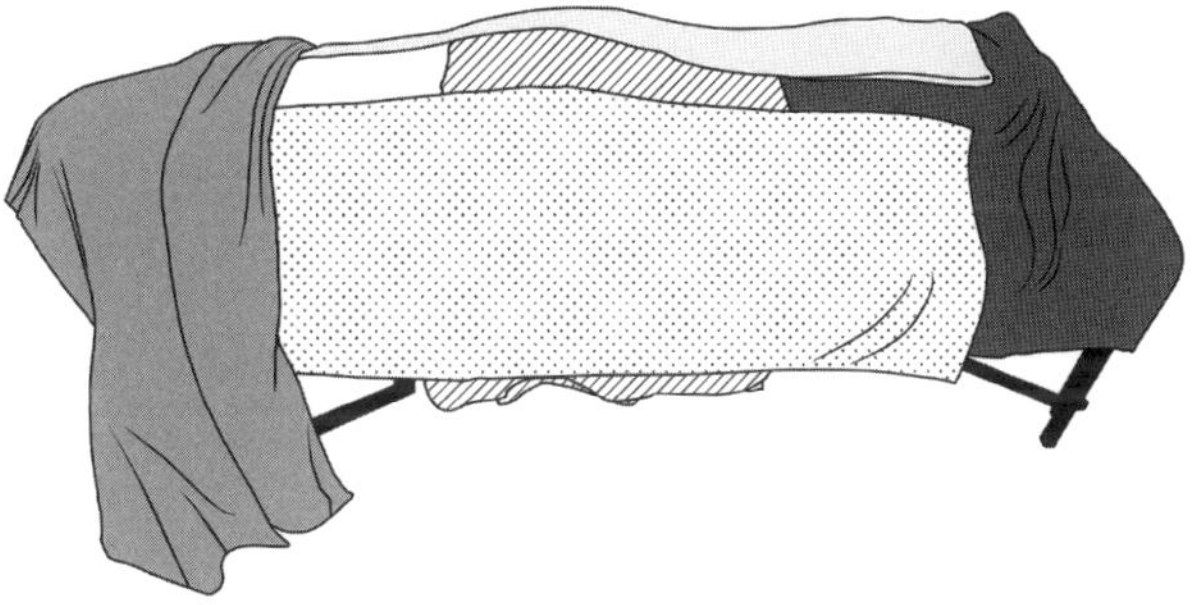

B: 背臥位

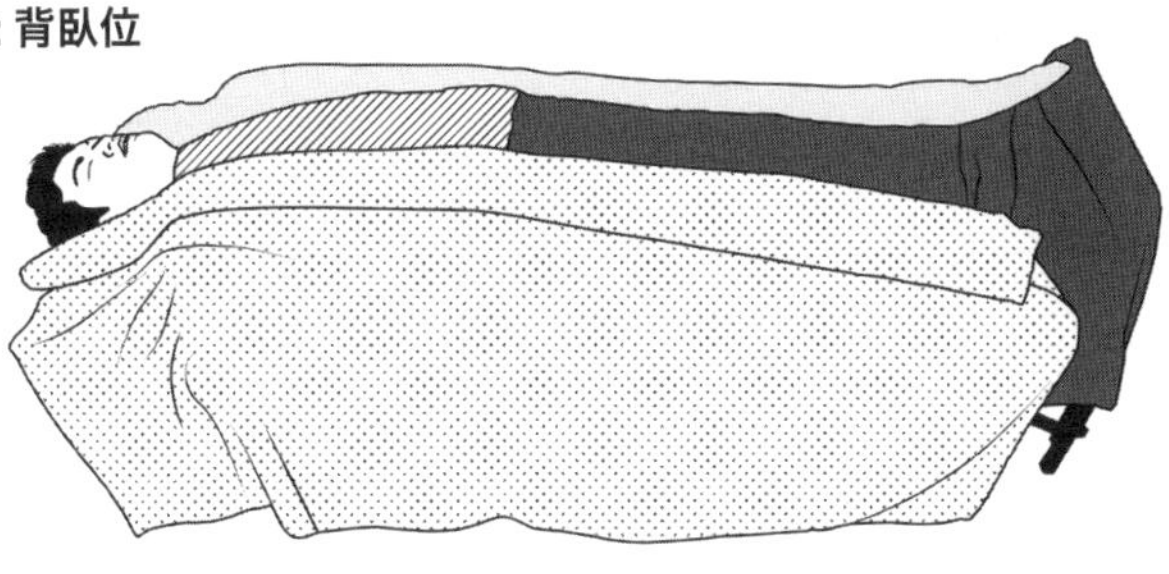

一鍼入魂堂で行われているタオルワーク

ていることから、タオルを下から上へ覆うようにして、刺鍼した鍼をドミノ倒しのようにパタパタと倒しておくよう、安全に刺鍼した部位も覆うようにしています。これにより、刺鍼部位が外気に触れて「先生、寒いです」といった訴えが出ないようにしています。なお、このとき、患者さんに「タオルで鍼を覆っても刺鍼した鍼がズブズブ入っていくことがないようにしている」ことをお伝えして、コンセンサスを得てください。

⑤背臥位の下腿や足部の施術も④同様に、斜刺あるいは横刺しているため、うまくタオルで覆うことで痛みや違和感もなく、患者さんに安心し、リラックスしていただきます。

置鍼したら、患者さんをほぼ裸のままにされている鍼灸院もあるようです。しかし、半分裸で外気に触れて寒いだけでなく、鍼灸に慣れている患者さんならともかく初心者の患者さんは特に不安感や不快感も覚える人も少なくありません。ご注意ください。

タオルワークは小さい心配りの一例に過ぎませんが、こうした**小さい気づきがあ**

るかないかが、結果を非常に大きく左右することになります。

パンフレットデザインのコツ

筆者は、パンフレットのデザインやレイアウトも例外なくビジュアルを重視します。一鍼入魂堂で使用しているパンフレット［図13］を例に、制作時の要点を解説します。要点は以下の3つです。

- ●コンテンツ（記載事項）
- ●レイアウト（配列）
- ●配色・用紙

①コンテンツ（記載事項）

パンフレットに記載する事項は、必要最低限に留めましょう。

▽価格システム

価格、施術時間、主な施術内容と流れを、できれば図解や表を用いて分かりやすく説明しましょう。

▽院名とロゴマーク

鍼灸院経営において、ロゴマークの重要性ついては案外と軽視されがちです。オリジナルの**オシャレなロゴマークは、新規患者さんが抱く自院のイメージを左右する、いわば「看板」（シンボル）的存在**となりますのでこだわりたいところです。現状、鍼灸院でオシャレなロゴを持っているところは少ないので、余計に差別化できる可能性は高いです。

▽院内の写真（特徴があれば外観も）

新規患者さんが安心して来院できるよう院内の雰囲気は、ぜひとも写真で掲載しておきましょう。

▽院長やスタッフ紹介

図 13

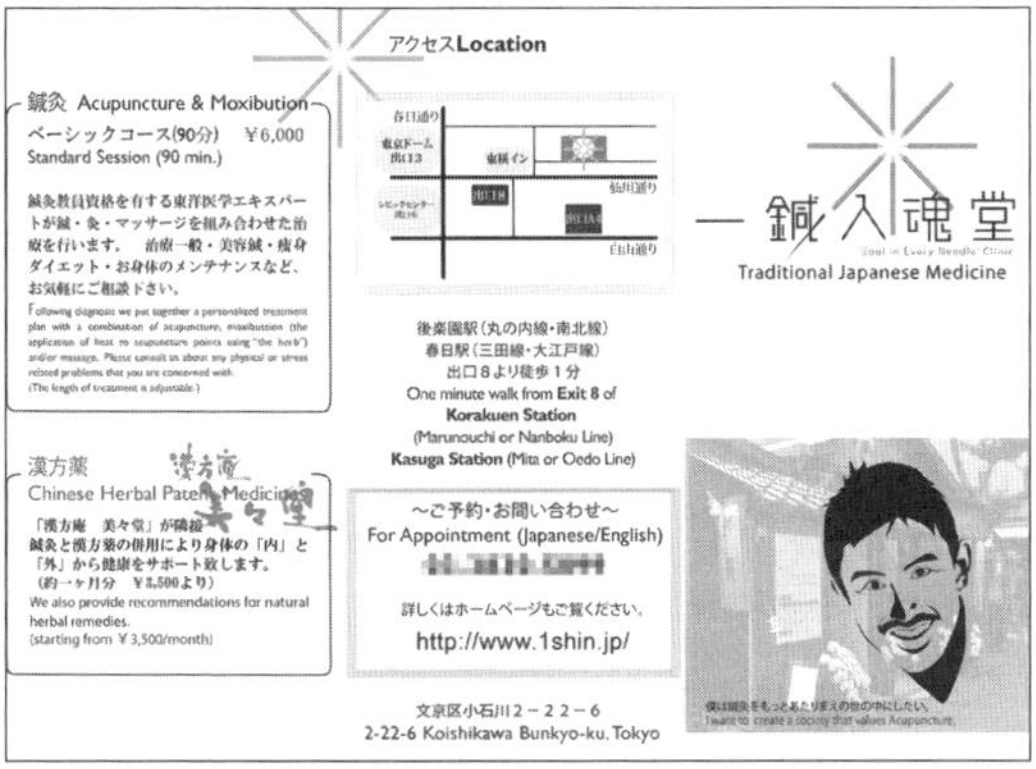

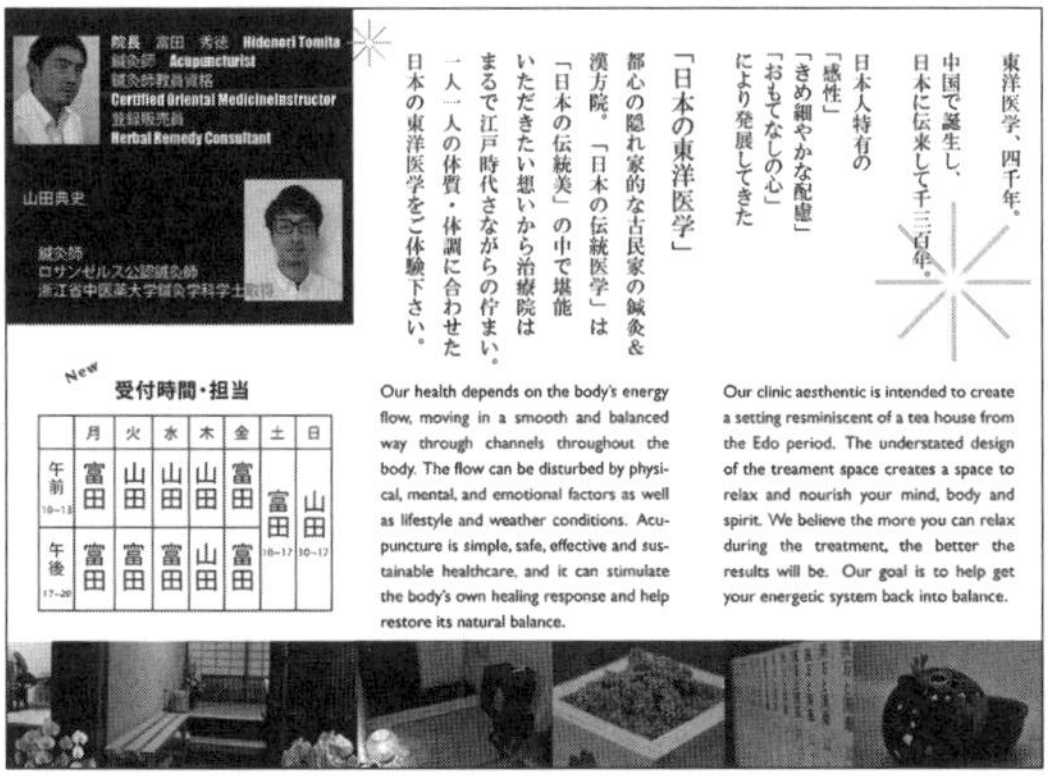

一鍼入魂堂のパンフレット（小石川院）。

どんな先生が治療にあたるのかは、新規患者さんなら当然知りたい情報です。施術者の写真（あるいは似顔絵）と略歴、鍼灸に対する想いなどを掲載して自己紹介します。

▽休診日と診療時間

施術者が複数いる場合は、縦横軸の表で担当者名も記載すると一見して分かりやすいです。

▽鍼灸の適応症など

鍼灸に馴染みのない方にとって、**鍼灸治療をいつ、どのようなとき（シーン）に受けるべきか知らない**方も多く、よくご質問をいただく事項でもあります。そこで、ＷＨＯが示した鍼灸の適応症など、一覧を表示しておくのも一案です。加えて、後述で強調していることですが、**鍼灸院を「単なる治療の手段や場に留まらせない」**ことも大切です。継続的な来院や、患者さんとの末永いお付き合いを促すために「**一生を通じた健康のサポーター**」**であることも強調しておきたい**ところです。

▽住所と連絡先

住所の記載と合わせて、最寄り駅などからの簡易的なマップも記載しておくとよいでしょう。「予約・問い合わせ先」と記載して、電話番号とメールアドレスを連絡先として掲載します。余談になりますが、一人院長の場合、施術中どうしても電話に出られない状況も考えられますので、留守電メッセージを「**ただ今施術中のため、電話に出ることができません。お手数ですが、お名前とご連絡先をメッセージにお残しください。後ほどこちらから折り返しご連絡させていただきます**」としておくことをお勧めします。

▽鍼灸院ホームページのＵＲＬ

スペース上、パンフレットに記載できる事項は限られますので、詳細な情報については ホームページをご覧いただくようＵＲＬは記載しておきます。また、後述する鍼灸院のホームページ戦略の項ではビジュアル重視系とコンテンツ重視系それぞれにメリットがあることを述べますが、ことパンフレットにおいては独自の施術理論や方法についての詳細を事細かに掲載するのはスペース上難しいと思います。むしろ「こだわりの治療法」については、ホームページをご覧いただけるよう動線を持たせる工夫をすれば十分でしょう。

②レイアウト（配列）

私の経験上、パンフレットのサイズは**A４巻き三つ折り**が持ち帰りやすいように思います。基本レイアウトとして、各折り込みページは大きく上・中・下エリアの3区分とします。文字列だけの重たい印象にならないよう、例えば上3分の1エリアは文字コンテンツ、中3分の1エリアは写真（あるいは図解や表）、下3分の1エリアは文字列とするようにテレコ配置［図13］で文字列と写真・図などの全体バランスを考えながら配置すると見やすいです。

③配色・用紙

個人的には白地背景に黒文字、紙質はコート90くらいのツヤ感が好みです。紙質はさまざまな種類があり、質感も大きく異なるため、紙質により実際の出来栄えや印象も大きく違ってきます。あらかじめ印刷屋さんで紙サンプルを見て触ったうえで、ご自身の好みで決めてよいと思います。

配色について、特に表紙はパンフレットの顔にあたるデザイン上最も重要な箇所です。パッと見でインパクトがあるとパンフレットを持ち帰っていただける確率は格段に上がります。一鍼入魂堂のケースでは表表紙の店名ロゴ（書籍でいうとタイトルに当たる部分）はかなり大きなインデックスで強調し、一見してインパクトを与えるデザインとしました。

以上、かいつまんでパンフレットデザインのコツをご紹介させていただきました。ユーザーは非常にシビアに評価します。**つまらないパンフレットはつまらない鍼灸院と連想されてしまう**場合も少なくありません。中途半端が一番分かりづらくてつまらないのです（特徴のない鍼灸院と思われてしまいます）。パンフレットデザインも重要な鍼灸院経営の戦術である所以です。

繁盛鍼灸院はポスティングなんかやらない

繁盛院に学ぶうえで、繁盛院が「あえてやらない」ことも知っておきたいところです。実は**経営が芳しくない鍼灸院ほど、「なんとなく」でやっている無駄な仕事が多い**ようです。

私は、**無駄なルーティンワークとは思考停止状態に似ている**と解釈しています。ルーティンとは、日々繰り返される習慣や行為です。それ故、経済合理性に欠けるルーティンは、膨大な時間や労力、資本を無駄にすることになります。あの超巨大企業のトヨタ自動車でさえ、常に「ＫＡＩＺＥＮ（改善）」を掲げ、徹底して無駄な作業を減らすことで驚くべき効率化がなされていることは有名な話です。

新米鍼灸院であればなおさら、ルーティンワークに経済合理性を求めなければなりません。しかし、**単に「他の鍼灸院（多くは流行っていない鍼灸院）もやっているから」という理由にならない理由だけで、非効率なルーティンワークをしてしまっている**鍼灸院がしばしば見受けられます。今一度そのルーティンが本当に必要かどうか検証しておくことは大切です。

私が、経済合理性の観点から疑問に思うルーティンワークがあります。それは、「**既存患者さんに定期的にお手紙やハガキをお送りする**」ことです。これは、あまりリアクション効果が得られないように感じています。もし、来院経験のある患者さんがすでに自院によい印象を持ってくださっていれば、その後は必要に応じて来院いただけるはずです。ということは、手紙やハガキを出されないと忘れられてしまう（あるいは選択肢に挙がらない）ようでは、すでに**不要の烙印を押されているようなもの**なのです。

もう一つ無駄なルーティンワークの典型例に、「ポスティング」があります。

先述のハガキとの違いは、ポスティングは新規集患を目的とし、来院後の手紙やハガキは継続的な来院を促進する目的であると考えられがちですが、どちらにせよコスパに見合った効果は得られにくい手法と思われます。

一般的な新米鍼灸院は、自院のパンフレットが刷り上がったら、ポスティング（配布）して多くの人に鍼灸院を知ってもらおうとします。しかし、これは**非常にコス**

トパフォーマンスが悪く、非効率で無駄な手法だと考えています。

主な理由は、以下の3点です。

①まったく鍼灸に興味のない人や関係ない人にまで一律にパンフレット（およそ1枚3〜5円）を配ることは、**キャッシュ（現金）をばら撒いているのと同じ**ことです。実際のレスポンス率でいえば1％に満たないのではないでしょうか。これは100枚配って99枚は無駄になる計算です。

②異業種で、**ポスティングをしている「一流店」を見たことがあるでしょうか。**多くの賢いユーザーは、この点を心得ています。一流の有名なレストランのパンフレットやチラシが、家のポストに入っていたことなどありませんよね。比較的ポスティングで効果が見込めるのは、**近所の出前サービスの広告**くらいではないでしょうか。

③新しい鍼灸院を多くの方々に知ってもらいたい気持ちは理解しています。しかし、私が初診の患者なら、できればベテランの既存鍼灸院にお願いしたいと思いま

す。このとき**新規開業ポスティングという行為は、あえて自ら「私は新米です」と広告しているようなもの**かもしれません。

加えて、繁盛鍼灸院には無意味なタイムセールやキャンペーンなども不要です。例えば「開院○周年」など特別なときはまだしも、繁盛鍼灸院は決して「安易な集患」はしていません。患者さんが来ないことに焦って安易な集患方法に走るのは、鍼灸院の価値自体を下げる行為でもありますので、気をつけたいところです。

鍼灸院経営においては、「これでいいや」というものはありません。以前、よかったものが今通用しなくなるということも起こり得ます。今、定期的に自分がやっていることをきめ細かく見直し、必要ないと思われるものや経営上マイナスなっているものを果敢に排除、修正していきましょう。

ポスティングは、あくまで「なんとなくしていたこと」の一例に過ぎません。上手くいっていない鍼灸院ほど「なんとなく」経営しています。逆に、繁盛院は必ずといっていいほど、「なんとなく」経営していないのです。

繁盛鍼灸院のホームページ戦略――デザイン重視かコンテンツ重視か

超情報社会の今日においては、好むと好まざるとにかかわらず、鍼灸院のホームページが必須であることに異論はないと思われます。当然、一鍼入魂堂にもホームページがあります。今や「物言わぬ宣伝マン」ならぬ営業の必須ツールとして、鍼灸院ホームページは大いに機能してくれています。

新規患者さんにとって初めての鍼灸院にいきなり予約することは心理的ハードルが高いので、**まずは鍼灸院ホームページで情報収集をして、納得されてから来院されるケースが多い**ようです（もちろん、知人からの口コミが一番信頼性もあり、確実ですが、既存患者さんの少ない新米院長にはあまり期待できません）。ホームページは、患者さんが来院すべきか否かを決める最大の材料であるだけに、経営上、非常に重要な存在であることがお分かりいただけると思います。

ただし、ネット上にある膨大な数のホームページのなかで、あえて我が鍼灸院ホームページにたどり着き、さらに熟読していただくためには、工夫や対策が必要です。

それは、これまた膨大な数の関連書籍も出版されていることからも想像がつくところです……。

正直、私はネット関係やデジタル関係はかなり苦手な分野です。しかし、細かいことはよく分かりませんが、ホームページへ集客するためのあり方には、アナログもデジタルもさほど変わりはないと考えています。

私は、鍼灸院ホームページのあり方には「デザイン重視系」「コンテンツ重視系」の大きく2通りがあると考えています。

私は鍼灸院ホームページにおいても、何はともあれ**デザイン重視系**です［図14］。できるだけ映像や画像、図を多く用いて、**一見して鍼灸院のイメージが伝わればOK**というものです。治療法の細かい記述などはあえてしていません。ビジュアルセンスや感覚で鍼灸院選びをする患者さん、若年層、東洋医学や鍼灸医学のことは分からないけれどオシャレな鍼灸院であることを優先する患者さんには効果的なホームページです。一方、**コンテンツ重視系のホームページは**、**鍼灸師の考え方や治療法などを納得したうえで鍼灸院選びをするタイプの患者さんに好まれ**、鍼灸経験者や健康意識の高い方が多いように思います。

結論からいえば、どちらのホームページタイプも良し悪しはあまりないと思います。自分がどちらの訴求ポイントを重視してホームページを作成するかは好みによるところが大きいようです。しかし、**私はデザイン重視系を推したい**です。なぜなら、ビジュアル的にインパクトのない（はっきりいえばセンスのない）ホームページはせっかくリーチされても、ユーザーはすぐに他のホームページへ移動してしまいます。そして**インターネットは、ユーザーがつまらないと思ったら、二度とそのホームページには戻ってきてはくれないシビアな世界**だからです。

ホームページ制作の注意点

ホームページ制作にあたっては、ホームページ制作会社あるいは個人のホームページ制作のプロフェッショナルなどに依頼することが多いようですが、その方た

図 14

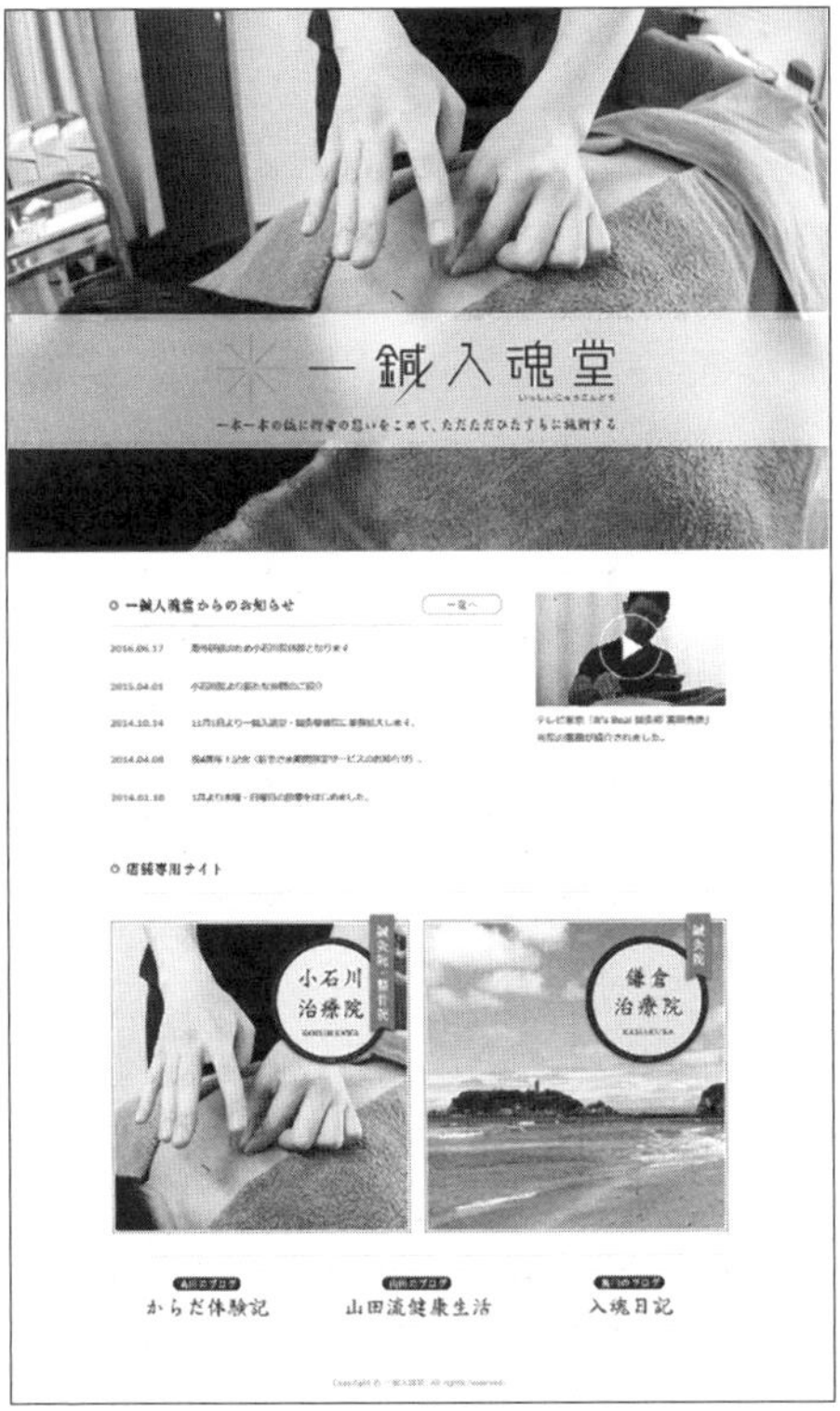

一鍼入魂堂ホームページのトップページ。写真を大きく使ったビジュアル重視のデザインとなっている

ちの過去に手掛けたホームページなどの実績をきちんとリサーチして、自分の鍼灸院イメージと一致するか、発注する前に確認しておきたいところです。くれぐれも安かろう悪かろうにならないように注意してください。

自身の鍼灸院ホームページをデザイン重視系にするか、コンテンツ重視系にするか、そのタイプがきまったら、次にデザインレイアウトや伝えたい内容、コンテンツを考えていきます。業者や制作者に依頼する方法にもよりますが、**ホームページ制作を業者にすべて丸投げすることはあまりお勧めしません**。なぜなら、鍼灸に精通しているホームページ製作者は多くないからです。やはり、自分だけの鍼灸院ホームページは自らの思い入れや考え方を患者さんに知っていただく大切なツールですから、ホームページ制作者といろいろ協議や打ち合わせを重ねて、真に自分の鍼灸院らしいホームページを考えるほうが得策でしょう。デザインに関しては、あらゆる業種や種類のホームページをリサーチして、自分の鍼灸院に好ましいデザインの候補やイメージを参考としてピックアップしておき、制作者に伝えましょう。

ただし、コンテンツ重視タイプのホームページに関しては注意点があります。これはホームページに限らず、あらゆる場面において、私が一貫して強調したいことの一つですが、得てして**「治療家が伝えたいこと」**と**「患者さん（ユーザー）が知りたいこと」は必ずしも一致しない**ということです。鍼灸院のホームページ制作の目的は、自らの伝えたいことを声高に主張することでは、決してありません。ホームページをきっかけに実際に来院いただくことを目的としている以上、当然、読者（患者さん）視点を意識したホームページづくりが優先されてしかるべきです。治療家として、どうしてもホームページ上でお伝えしたいことがあるならば、少なくとも読み手が読みたくなる工夫をする必要があります。

ホームページの管理は簡潔に

ホームページ制作の方針として、あらかじめ決めておくべきことがあります。大きく分類するならば「**（ほとんど情報の更新を必要としない）固定しているページ**」と「**定**

期的に更新が必要なページ」を設けるということです。

「固定しているページ」とは、通常は定期的な情報の更新を必要としないコンテンツとなります。主に鍼灸院のコンセプト、スタッフのプロフィール、施術メニュー、所在や連絡先、特化した施術法や東洋医学の概念など学術的なものの記載などが該当します。一方で「定期的に更新が必要なページ」には新着ニュース、直近の予約状況、院長・スタッフブログなどがあります。

確かに充実したホームページがあるに越したことはありませんが、**あまりにも凝り過ぎていて日々のホームページ更新が負担になるようでは本末転倒**です。そこで当院のホームページは、制作時にできるだけ固定化した情報をしっかりまとめたうえで、極力は更新の必要が少ないホームページづくりにしました。

鍼灸院のホームページが重要な広告・営業ツールの一つであることに相違はありませんが、ホームページのクオリティが高いことと集患に結びつくことは必ずしも相関性はありません。検索するとすばらしいクオリティの鍼灸院ホームページも多く見受けられるようになりましたが、どんなに機能が充実した完成度の高いホームページであっても集患に結びつかないようでは、よいホームページとはいえません。ハイクオリティなホームページを制作することが目的ではないです。凝りだせばいくらでも凝ることができてしまうものだけに、**ホームページはあくまで「集患のための手段」であると位置づけ、目的と手段をはき違えないよう注意**しておきたいところです。

反面教師も教師です

「繁盛鍼灸院になる極意」とは、繁盛鍼灸院を真似て、学ぶことだと説きました。しかし、繁盛鍼灸院を真似るだけでは、70点鍼灸院にはなれても、90点オーバーの繁盛鍼灸院には至らないかもしれません。平均点からステップアップするには、弱点を克服しなければなりません。そこで次のキーワードとなるのは、「**反面教師も教師だ**」ということです。

よく「経営センス」という言葉を耳にしますが、まさしく経営はセンスが大きく結果を左右します。経営の芳しくない鍼灸院は、センスに欠けていることが多いように思います。**不人気鍼灸院に共通していえることは、「特徴がないことが特徴」あるいは「すべてが中途半端」**になっているという点。多くの鍼灸院だけでなく、リラクゼーション系の店舗までが競合する時代にあって、特徴のない鍼灸院は瞬く間に淘汰されてしまいます。高い経営センスとは、社会や時代のニーズに適合しているコンセプトを打ち出し、それに従って経営していく感性だといえます。

筆者は、**経営センスは学習して磨くことが可能**だと考えています。では、センスはどのように磨けばよいのでしょうか。それは決して難しいものではありません。

普段から、鍼灸院に限らず繁盛店や有名店といわれるお店に行き、サービスを実際に受けてリサーチし、経験値を上げることで養われます。もちろん漫然とサービスを受けるのではなく、「自分の鍼灸院ならこうする」「こうしたらもっとよくなるだろうな」という**経営者の視点を持つ**ことです。

単純にお金をかければ、繁盛鍼灸院ができるわけではありません。実際、いくらコストをかけたところで、結局センスのない商売は遅かれ早かれ先が見えていきます。**繁盛のセオリーなんて時代とともに変化しますから、自分の鍼灸院に閉じこもっていたら、患者さんが求めているものが分からなくなります**（患者さんは疾患・症状の治癒だけを求めて来院するとは限りません）。常日頃からアンテナを張って、いろいろなところに出かけ、楽しみながら経営センスを養っておきましょう。

開業するうえで、**繁盛していない鍼灸院に患者として潜入し、リサーチしてみる**ことも案外と無駄にはなりません。なぜなら繁盛鍼灸院に理由があるように、人気のない鍼灸院にも理由があるからです。対極を知ることで、「だからこの鍼灸院は、患者さんが少ないのだな」という視点が養われます。少し嫌な奴ですが（苦笑）。

ここで大事なことは、経営者視点に加えて**お客様（患者さん）視点も養うこと**です。なぜならば、こと自分の鍼灸院となると、周りが冷静に見えなくなることも多く「**自画自賛鍼灸院**」に陥り、結果として**お客様（患者さん）のニーズと乖離してしまうことが少なくない**からです。それを冷静かつ客観的に見極める能力やスキルが養えば、繁盛鍼灸院の実現は約束されたものになるでしょう。

CHAPTER 6

患者さんの心をつかむクチ鍼術

常に努力を欠かさない熱心な鍼灸師の先生は、非常に多いと思います。しかし、それは、鍼灸の治療技術に関する努力である場合がほとんどのようです。

とある著名な経営者がビジネス書で、努力の結果は「量×質」に加えて**「正しい方向（ディレクションやベクトル）かどうかが重要だ**」と述べています。

長い目で見れば無駄な努力なんて存在しないと思いますが、開業や経営の局面における時間と資金はとても貴重な有限の資源ですから、できるだけ「正しい方向」を見極めて効率的な努力をすることが望ましいと思います。

まずは、当面の経営目標を達するための最短距離を明確にしておくことが、賢明だと思います（それでも現実は思い通りにはいきませんので……）。

私がなぜこうしたことを強調するかといえば、**いきなり鍼灸の治療技術のみで勝負に出る新米院長があまりにも多く、それは経営の側面では危険すぎる**と考えるからです。熟練したベテラン鍼灸院に腕前だけで勝負するのでは、分が悪すぎます。

もちろん最終的には治療技術で勝負していくことになるわけですが、技術の練磨は一日にしてならず、です。打席に立ち続ける努力こそ、やがて技術の向上につながるのです。初めから技術にこだわるあまり、「そろばん」をおろそかにし、結局は打席に立てず、退場していった多くの鍼灸師を見ています。

一番を目指すより、一番になれる分野を目指す

現代は「スピードの時代」です。とかくスピードが求められます。特に新米鍼灸院には、**スピーディーに結果を出すことが求められます**。そんな時代に**後発の弱者が勝つためには、戦略として「自分の土俵で戦う」**必要があります。それは「自分が勝利する確率の高い土俵（ホーム）で戦う」、つまり自分の得意な分野で戦うのです。

これについて、まず次の問いにお答えください。

問題 私たちは登山家です。いろいろなタイプの山々があるなかで、皆さんは

どのような山を登りたいですか？

①大勢の登山家が目指す、とても有名で一番高い山

②あまり知られていないので、自分が世界初登頂できそうな山

私なら、迷わず②を選択します。その他大勢が目指す、有名で大きな山はあえて目指しません。自分が一番に登れそうな山を目指します。

ここでお伝えしたいことは、**大多数が集まり一番を目指すようなフィールドにおいては、トッププレイヤーになるのが非常に大変だ**ということです。

世の中には、生まれながらの天才や、不眠不休で努力できる超人がゴロゴロいます。**多くの人がひしめくフィールドには、当然、そんな強豪たちも数多く参戦しています**。彼らを向こうに回しての戦場では、かなりの激戦が予想されるでしょう（おそらく平均並レベルの私には、その他大勢の一人になるのが関の山です）。

新米鍼灸院の経営でも同じことがいえます。多くの新米院長や真面目な鍼灸師は、とかく「治療技術で一番になろう」と必死に努力します。しかし、市場にはす

でに、太刀打ちできないほどの高い技術を持った先人たちがいます。治療技術のトッププレイヤーになるには、たくさんの経験や時間を要するものです。

一方、新米鍼灸院は時間と体力（多くは資金力も）に余裕はありませんから、結果にスピードが求められます。なるべく**最短で鍼灸院の経営を軌道に乗せること**こそ、新米院長がまず取り組むべきミッションといえます。「ロマン」は、その後でも十分に間に合います。**「ロマン」と「そろばん」については、「そろばん」優先**としたい所以です。

そこで私は「治療技術」という分野での勝負をひとまず避け、**自分が一番**（**あるいはトッププレイヤー**）**になりやすい分野**を探ることにしました。その分野とは、**「クチ鍼のトッププレイヤー」**。昔から「富田の話は分かりやすい」と定評がありましたから、得意分野で勝負しようとしたまでです。

「クチ鍼のトッププレイヤー」という戦術

「クチ鍼のトッププレイヤー？　なんだそれは？」と思う方もいるかもしれません。「クチ鍼」の正しい定義は難しいですが、あえていうならば**鍼灸や東洋医学の考え方や治効理論を上手にお伝えすることができる技術**でしょうか。「口より技術」と、きっと腕に自信のある臨床家には笑われるかもしれません。馬鹿にされるかもしれませんし、否定されるかもしれません。しかし、**鍼灸院を経営して生き抜くためには、自分の得意のフィールドを活かして勝ち続けていかなければなりません。**仮に患者さんが私の「クチ鍼」や治療に納得しなければ来院されなくなるわけですから、とてもキレイごとではありません。

そして、今は自信を持っていえます。**おそらく私は日本でも有数のクチ鍼プレイヤー**であると。

もちろん、鍼灸治療の実力者で「治療を受ければ、黙っていても患者さんが分かってくれる技術レベル」ならばよいのですが、どうも私はまだまだそのレベルにありませんでした（もちろん、そうなるべく努力はしています）。では、どうしたら患者さんに「富田（一鍼入魂堂）の鍼灸」を理解していただけるのか？　私は、「分かりやすい鍼灸」を伝え提供することだと考えました。あらゆる患者さんとのQ&Aを想定しながら、分かりやすい説明やたとえを徹底的に研究しました。

例えば、多くの鍼灸未経験者はいまだに「鍼灸は痛いでしょ？」と思っていますし、初めての患者さんから実際に質問されることも多いです。この場合、「鍼灸は痛くない」理由を分かりやすく簡潔に説明するスキルが求められます。

鍼灸（東洋医学）はとりわけ説明が必要な医学だと考えています。受療率の低さが示す通り、一般の方々の鍼灸に対する理解度はとても低いのが現状ですから、なおさら説明が必要です。これをうまく説明することなら、駆け出しの私でもできる。これが「クチ鍼プレイヤー」を目指した理由の一つでもありました。

どのような分野のトッププレイヤーを目指すのであれ、目的は「鍼灸」という価値を患者さんに提供することです。この価値を伝えるために、自分のなかにある「価値」を振り返ってみてください。その「価値」でもって、自院に患者さんを大いに惹きつけましょう。

富田のクチ鍼語録

鍼灸の受療率が低い理由の一つに、鍼灸未経験者の鍼灸に対する無知や無理解によって生じる大きな誤解が考えられます。デジタルや科学的なものばかりが重宝される現代にあっては、比較的アナログな分野に属する鍼灸医学は、特に説明が必要なものだろうと感じています。

この点が、私が「クチ鍼プレイヤー」たらんと考え、実践する大きなモチベーションでもあります。実際に当院の臨床のなかで、分かりやすい説明とは何かを追求し、トライ&エラーに努めたところ、**患者さんのリピート率が格段に上がるようになりました。**

患者さん（リスナー）の「ヘェ〜」や「ホォ〜」といったリアクション数（ポイン

ト）を多く得られれば、よい説明ができている証拠です。これからは、**1回の施術のなかで、どれくらい患者さんのリアクションポイントを加点できるか意識してみてください**（とはいえ、聞かれてもいないのに、こちらからベラベラと披露するのはNGです）。

また説明には、極めて短時間で的確にコメントするテクニックが求められます。そうでなければ、患者さんは話に飽きてしまいますし、会話のキャッチボールになりません。このため、私は「**60秒ルール**」を自らに課しています。どんなに長い説明でも、60秒以内で簡潔に説明するように心がけます。

次に、鍼灸の未経験者あるいは新規患者さんにおいて多く見受けられる「鍼灸院での質問事項」を想定し、当院での回答スクリプトを紹介します。この事例をヒントにオリジナルのスクリプトを考えてみたり、参考例で使えそうなものは実践してみてください。

①「鍼は痛くない」の根拠を示す――「やはり鍼灸って痛いですよね？」とおっしゃ

る未経験者に対しての回答

前提として、「鍼灸で用いる鍼は髪の毛ほどの細さですから、仮に鍼だけそのまま刺入しても、稀にチクッとはするでしょうが、さほど痛くはありません」とお伝えします。たぶん、ここまでの説明は多くの方がされているでしょう。

私はさらに続けます。

「この鍼の周りを覆う鍼管（筒）にこそ、鍼が痛くない大きな理由があります。一般に刺入時のチクッとした痛みは、『痛覚』というセンサーから非常に細いファイバー（一般道とイメージしてください）を経由して脳へ痛みを伝達します。

一方、鍼管（筒）で皮膚の上を押された触覚刺激はとても太いファイバー（いわゆる高速道路）で、脳へ触圧覚として伝達します。

このとき同一の箇所から発生した『痛覚』と『触圧覚』は、太いファイバーの触覚（高速道路を経由）が脳に優先的に伝達されるという**身体のルール**に従い、ほとんど刺入の痛みは感じにくくなるのです」

「一般道」「高速道路」といった分かりやすい例を交えて説明し、刺鍼が痛くない理由を明確にすることで「見知らぬことへの恐怖感」から「へェ〜」というリアクションに変化していくことが期待できます。

さらに薀蓄を続けることもできます。

「この鍼管（筒）を発案したのは、江戸時代の日本人鍼灸師・杉山和一という人です。鍼灸は3000年以上前に中国で誕生し、日本に伝来して1300年になります。その間、独自に日本流にカスタマイズされてきたわけですが、やはり昔から日本人の創意工夫はお家芸だったのでしょうね」

このようなプラスアルファのおまけ話を用いることで、さらなる「へェ〜」ポイントが加算され、患者さんの興味がかき立てられます。こうして稼いだ「へェ〜」や「ホォ〜」ポイントは、実際に**鍼灸院で聞いた張本人から他者（家族や友人・知人）へ伝言されることも多く、患者さん自体が鍼灸の宣伝マン的役割を担ってくれる効果**も期待できます。

②「**なぜ鍼灸が身体によいのですか？**」——鍼灸が効くメカニズムに対する問い

こちらもよくある質問です。特に未経験者にとって、「なぜ鍼灸が身体の治癒起点になり得るのか」は常に大きな疑問です。これを「臨床の経験値」や「東洋の神秘」といったあいまいな話で終わらせてはなりません。また、例えば、このときに「陰陽、気血が……」や「○○筋が……」といった専門的な説明も多くの場合、控えたほうが賢明です。多くの患者さんは、必ずしも小難しい話を聞きたいわけではありません。むしろ「目からウロコ的」な分かりやすい概要的な話で十分なケースがほとんどです。無論、マニアックな専門志向の患者さんには、存分に博識を披露してください。要はＴＰＯが大切です。「**治療家が伝えたい話**」と「**患者さんが聞きたい話**」**とは別個であることは心得ておきたい**ところです。

質問の回答に話を戻しますと、当院では初心者の患者さんには、鍼灸の治効メカニズムを3通りに分け、それぞれにスクリプトを用意して説明しています。特段の必要性がない場合は、後述の「メカニズム1」のみ説明します。実際の鍼灸治効理論は多岐にわたりますが、よかれと思ってそのすべてを説明しても、結果として患者さんにとっては消化不良になりかねません。そこで一番強調しておきたい鍼灸の治効ポイントに絞ってお話しすることで、聞き手にインパクトを与えます。

▽鍼灸に期待できる治効メカニズム1：鍼灸の血行促進効果

「健康の基本として、『血行・血流をよくすること』を否定する医師も研究者もいないと思われます。私たちの身体はすべて、血液・血管というライフラインに依存しています。それは、私たちの身体を形づくる60兆個の細胞一つひとつが血液を必要としていることからも明らかです。血液は酸素・栄養の補給をはじめ、老廃物の除去や体温を運ぶ役割が知られています。それ故、血液の質、量、そして流れは、健康体の基本中の基本となります。

なかでも、鍼灸を施すことで身体が治癒する代表的なメカニズムの一つとして、『血液の流れをよくする』（血行促進）効果が高いことが知られています。鍼灸を施すことで、いろいろな身体の反射や反応が起こります。そのなかの一つに、『軸索反射』があります。刺鍼した部位の周囲血管を拡張させ、血流を促進することで体内のインフラ整備を行い、治効を引き出すというものです。例えるならば、渋滞していた1車線の一般道路に鍼灸という工事を施すことで、一時的に2～3車線に拡張され、周辺の交通がよくなるイメージです。実際に不調な部位周辺は血流が不良なことが多く、鍼灸を施すことでスムースな血流が回復し、不調の緩和が期待できます（ここら辺りで患者さんの「へェ～」を頂戴することが多いです）。」

すなわち、鍼灸自体が身体を治癒させるというよりは、鍼灸という生体へのあるきっかけが起点となり、血管の拡張を伴い、間接的に身体をよい状態に促すということを説明します。

ここでもう一つ強調しておきたいポイントは、「局所」の循環を改善するということです。

「全体の血行をよくするだけなら温泉や入浴も効果的ですが、鍼灸は不調な箇所の周囲に限定して血管拡張することで、優先的に患部へ血流を促す効果があります。そこにこそ特徴があるのです。こうした局所や一部のみに優先的に血流を促進する技術や薬剤は、鍼灸の他にないのではないでしょうか。」

▽鍼灸に期待できる治効メカニズム2：鍼灸は免疫を賦活化する

「現代人は、極めて清潔な世界に住んでいるといっても過言ではありません。私たちは日常の生活においてケガをしたり、出血をする機会は極端に少なくなったといえます。結果として、体内の免疫系がある意味で、少し『平和ボケ』しているのかもしれません。近代以前ならば、森や林に狩猟に行けば枝葉などで身体に切り傷をつけてしまうなど、常に生傷が絶えなかったことでしょう。当然、衛生環境や管理も悪かったわけですから、細菌やウイルスに対する自己免疫の高い防衛力が求められます。

常に問題意識をもって鍼灸の臨床に携わっていると、面白い傾向に気づくことがあります。一見、健康診断や医療検査では免疫（白血球など）の数値は正常といわれる方でも、その一つひとつの免疫細胞が戦う戦士であるかどうか疑わしいと思うことがあります。例えば、免疫数は正常でありながら、しょっちゅう風邪を引いている患者さんがいます。一方で、強い免疫抑制剤を投与している、重度の関節リウマチ患者さんがいます。この方の場合、投薬の作用で免疫系の数は極端に低く、担当医師からも風邪を引くことすら危ぶまれていますが、当の本人は風邪を引くどころか、非常に丈夫です。おそらく、免疫のクオリティ（質）が高いため、結果として検査に現れる数値は低くても、防衛力が高いのだろうと類推できます（ただし、防衛力が強すぎても自己免疫系のトラブルになることから、やはり本来は質と量のバランスが大事なのでしょう）。

話を元に戻します。鍼灸の効果の一つに、『免疫力を高めること』があります。生体にとって鍼という異物を体内に刺入し、異物に対して免疫系が体内パトロールを強いられる環境をつくることで、結果として『免疫の戦闘態勢が整うこと』が期待できるというものです。『（数）量よりも質』は、免疫系でも大切であるといえそうです」

ここまでお話しすると「へぇ～」を頂戴することができます（笑）。

▽鍼灸に期待できる治効メカニズム3：鍼灸は自律神経を整える

「自律神経」という言葉を聞いたことがある患者さんは少なくないですが、自律神経の働きまでを理解している患者さんは案外と少ないようです。自律神経についての説明は、次のようなスクリプトを用いています。

「自律神経とは私たちの意識とは別に、自律（オートマチック）して内臓をコントロールしている神経系のことです。例えば今、実際に胃袋や大腸を動かしてくださいといって意識的に動かせる人はいません。このように、内臓は常に意識とは別のコントロールシステム（自律神経）によって制御されています。そして、現代人の多くは、この自律神経の乱れによって引き起こされる身体の不調を経験しています。

また、自律神経とは、いわばアクセルとブレーキのような関係からなる『交感神経』と『副交感神経』の総称です。交感神経は『緊張型の神経』ともいわれています。大事な局面や仕事中など、オン／オフのオン時に優位に作用する神経です。特徴の一つとして、多くの内臓の働き（主に消化管）を低下させます。例えば、ボクシングの試合の最中に内臓の動きが活発になって大便がしたくなったら、結構大変なことになりますね。このように自律神経はＴＰＯに応じて順応するようにコントロールされています。現代人の多くは過労働やストレスなどによってこの交感神経優位型が多いように思います。

一方、副交感神経はリラックス型の神経といわれ、多くの内臓（主に消化管）を活発に働かせる特徴があります。例えば、ホームドラマでよくある、夫の帰宅時に妻が『あなた、お風呂にする、ご飯にする？』というシーンがありますね。この場合、身体の仕組みを考えれば、入浴を先にするのがベターな回答といえます。なぜなら、入浴して身体を温めてリラックスし、副交感神経が優位になることで内臓が動きやすくなります。入浴後に自然とお腹が空いてくる経験はありませんか。当然、内臓が動きやすい状態で食事をすることで、消化もよくなります。逆に帰宅直後のいまだ交感神経が高ぶり、内臓が動きにくい状態で一気に食事をすれば、消化機能に負担がかかることは明らかです。

上述は自律神経の一例に過ぎませんが、局面に応じて交感神経も副交感神経もともに必要になってきます。そこで鍼灸に期待できる効果の一つに『自律神経を整える』というものがあります。低刺激の鍼灸をすることでリラックス効果（副交感神経を優位に働かせる）が得られ、交感神経優位な身体を適正に自律コントロールする方向に誘導する効果が期待できるというものです。一方で強刺激の鍼灸により交感神経優位にすることで、コントロールを適正化することが必要な場合もあります。

鍼灸はその作用によって、自律神経の不調に伴う身体の不定愁訴が軽減することが期待できます。」

③「どれくらいの頻度で治療を受けたらよいのでしょうか？」——治療の頻度についての質問に対する回答

よく初診の患者さんに聞かれる質問のなかに、「鍼灸の受療頻度について」の質問があります。多くの方は「ある程度の等間隔（例えば週1回あるいは月1回程度）で受診したほうがよいのですよね？」と勝手に解釈しているようです。もちろん、これには医学的な根拠がほとんどありません。

他の鍼灸師はどう回答されているのか気になるところではありますが、そんなとき、私は次のように回答しています。

「もちろん場合によりますが、大概の場合、鍼灸を毎日して悪いことはありません。もし、5回程度の通院を予定している患者さんならば、できるだけ短期間に集中してパフォーマンスを上げていくほうが、特に理由なく間隔を開けて5回通院されるよりも鍼灸のコストパフォーマンスがよいことが多いです。

最も悪い状態を脱するために集中的に治療をして、できるだけ短期間に症状の軽減を図ります。ある程度の改善あるいは体調が整った後は、少しずつ間隔を開けていき、体調維持や管理に努めるほうが本来の鍼灸のかかわり合い方に近く、ベターです。」

それでも鍼灸治療の多くは自費診療ゆえ、毎日受診されることは経済的に難しいことも承知していますので、「できる範囲でご通院ください」と付け加えます。

④患者さんが陥りやすい罠――すべての人に万能な治療法も食事もない

健康志向の高い患者さんのなかには、メディアに取り上げられた「身体によい」とされる健康法や食べ物など、とりあえず何でも試してみるという方がいます。気持ちは理解できますが、きちんと理解したうえで実践することが肝心です。

例えば、「胃の不快感」を主訴に来院してきた患者さんのケースです。鍼灸を施すと内臓が動き、一時的に胃の不快感が軽減する患者さんがおられました。しかし、少し経つと、また同じように「胃が重だるい」と訴えてきます。

そこで、食事の内容をうかがってみると、「健康のために玄米食をしている」と言います。胃の不快感の原因は、消化の悪い玄米食にあるのではと思いました。確かに玄米は食物繊維が多いことから便通がよくなることで知られていますが、逆にいえば消化がよくないので胃にとっては負担が大きくなります。実際、この患者さんに玄米食を少し控えてはいかがでしょうかとアドバイスしたところ、実践され、瞬く間に胃の不快感は軽減したとのことでした。

実は案外、玄米食が原因で胃の不調を訴える患者さんは少なくありません。このように、一般的に身体によいものでも、すべての人に適応する万能なものはないということを前提にお伝えしておくことは、治療家として必要なことかと思います。

⑤気難しそうな初診の患者さんに対して

初診では施術者も患者さんも、お互いに見知らぬ者同士で緊張するものです。なかには、気難しそうな患者さんもいらっしゃいます。そんな患者さんには治療効果の面からも、努めてリラックスしていただけるよう、こちらから話を振ることが多くなります。こういった患者さんにこそ、「へぇ～」的な会話は場を和ますだけでなく、信頼関係を築くうえで重要な手段といえます。

例えば「ツボって巷ではよくいいますけど、実際にいくつくらいツボがあるかご存知ですか？」と話を振ってみます（当然、リラックスして寝ている方には話しかけません。要はＴＰＯです）。気難しそうでも、こちらの問いかけを無視する人はいません。「う～ん、見当がつかないけど、たぶん相当多いのでしょう？　１０００くらい？」と話のキャッチボールが始まります。ポイントは、天気の話などのどうでもいい世間話（内容によっては好き嫌いがあります）ではなく、こちらの土俵である東洋医学や健康、身体の仕組みに関係する話だということ。少なくとも鍼灸院に治療を受けに来ている方々にとって、こういった話題には興味があるという方がほとんどです。

先ほどの会話を続けると、「東洋医学は天人合一という考え方があって、その数には意味があることが多いです。では、1年は何日ありますか？」という問い（すでに答えになっているのですが）に、「えっ、365日だけど、ツボも365個なの？」と患者さんが感心しながら答えます。「その通りです。古代の人は、自然と身体を相関的に見ていたのでしょうね」。

この時点で、大概の患者さんは「へぇ、面白いね！」と興味を引かれます。こういうと生真面目な鍼灸師は、「正確なツボの数は云々」とおっしゃるかもしれませんが、ここで大事なことは、**円滑なコミュニケーションのための話のネタ**だということです。教育や研究の場においてはもちろん厳密に述べる必要がありますが、患者さんとの会話はそういうものではありません。要は、**患者さんが鍼灸を楽しみ、**

リラックスできて健康になれるような、「また治療を受けに来たいな」と思ってもらえるようなコミュニケーションを肝に銘じてほしいということです。

話を戻します。私はさらに続けて、「実はこの３６５のツボも、無秩序に配置されているわけではないのです。例えば地下鉄の丸ノ内線のように、ある地点では地表（体表）に出たり、あるいは地下（体内）に入ったりしている経脈という、身体を縦に走るラインがあります。ツボはあたかもこの丸ノ内線の駅のように、経脈ライン上に配置されています。では、この経脈ですが、東洋医学では身体には何本の経脈があると考えられていると思われますか？」と、再び問うことで、会話のキャッチボールがどんどん展開していきます。

少しずつこちらの話に興味を持ち始めたのが分かる頃です。この場合も「う～ん」と考え込む患者さんに対して、助け舟的に「それでは、１年は何カ月ですか？」とヒントを与えます。当然、「12カ月ですが……え、経脈も12本ですか……へぇ、面白いですね！　昔の人はよく考えましたね！」と、いつしか患者さんの緊張が解けていきます。

以上、ここで紹介したクチ鍼スクリプトは、あくまでほんの一例にすぎません。他にも、薬との付き合い方、産前産後のケア、介護の悩みなどなど、患者さんは医療・介護・健康について、さまざまな疑問や悩みを抱えています。そんな疑問の解消に役立つべく、私はこうした東洋医学や健康、人間の身体のメカニズムについての分かりやすい解説スクリプトを数多くストックするようにしています。

難しいことをきちんと本質を踏まえてシンプルに説明できるスキルは、施術者自身もその事柄について深く理解していないと身につかないので、自身の勉強にもなり一石二鳥になるはずです。**「クチ鍼」は短期間で習得可能で、患者さんの来院モチベーションを高め、鍼灸リテラシー向上（患者教育）も兼ねる実践的スキル**の一つといえます。円滑なコミュニケーションスキルは、社会のあらゆる活動で求められます。一対一の臨床の場はもちろん、**一般向けのセミナーなどにも応用**していくことができます。

本章では日常的に質問が多い例を紹介しましたが、他にも患者さんから頻繁に質問される事項については、あらかじめ鍼灸院ホームページに記載しておくとよいかもしれません。

CHAPTER 7

繁盛鍼灸院の人財戦略

「一人院長」を卒業するタイミング

開業当初は一人十役を担っていた新米院長も、患者さんが増えるにしたがって多忙を極めてきます。私も、営業前の掃除や準備から始まり、予約の受付から会計事務一般におよび、フルに施術した後のベッドメイクなどに至るまで、一人で賄っていました。

しかし、**一人院長が一から十までバタバタしている様は、患者さんサイドから見ていても決していいものではありません**。患者さんからすれば、もっと治療に集中してほしいはずです。

一人院長が切り盛りしている繁盛鍼灸院は、少ないようです。実際に大人数の患者さんを相手にするとなると、物理的に無理が生じてきます。さらなる繁盛鍼灸院への登竜門として、経営や運営を補佐してくれる従業員やアルバイトが必要になるタイミングがやってきます。

そうはいってもまだまだ売り上げが不安定な新米鍼灸院にとって、**人件費は高い**

固定費になりかねないため、躊躇する気持ちが湧いてきます。しかし、信頼できるパートナーや仲間が増えることによるメリットは、圧倒的に大きいものです。

まさに一鍼入魂堂にも、そういうタイミングがありました。まだまだ売り上げは安定しないながらも、一人十役に心身ともに疲労した日々が続きました。そんなとき、銀座で有名な繁盛鍼灸院を経営する先輩から、「今このタイミングで人を増やしなさい」とアドバイスをいただきました。

なぜなら、鍼灸院経営は長期戦。たとえ人件費によるコスト高で一時的に収益が圧迫されるリスクよりも、**院長自身がダメになってしまい、鍼灸院そのものの存続がままならなくなるほうが、圧倒的に大きなダメージ**になるのです。

質の高い人材の確保

従業員やアルバイトを募集するにあたり、大きく2つの方針に分けられると思います。

①即戦力を採用する

②自分の鍼灸院で育成する

当時の一鍼入魂堂では、ゆっくり人材育成をしている余裕はありませんでした。そこで、さっそく母校の教員養成科に、即戦力になりそうなアルバイト募集を出しました。教員養成科を募集先に選んだのは、数ある鍼灸学校の成績優秀者や学習意欲の高い学生が集まるからです。昨今、全入時代といわれる鍼灸学校の学生や鍼灸師のレベル差は著しいようです。そこで、あえて教員養成科に絞ることで、ある程度のレベルの学生にバイアスされていると考えました。また、当院の勝手な都合でいえば、一番忙しくなる平日の17時〜21時と土曜日の施術ヘルプが最も必要になるため、ちょうど夕方で授業が終わる教員養成科の学生ならばスケジュール上都合のよいアルバイトになり、双方の利害が一致します。

さらに、通常、鍼灸院の従業員やアルバイト希望者はできるだけ長時間労働やフルタイム就業を希望してきます。しかしながら、社員扱い以上になると、給料の他に社会保険の負担などが大きな費用負担としてのしかかってきます（本来はこうした勤務状態や労働環境にこそ鍼灸業界が改善しなければならないのだろうと実感しておりますが……）。

このような理由から、「即戦力でパートタイムだと都合のいい人＝教員養成科の学生」に絞ることにしたのです。即戦力という点では、「医道の日本」のようなベテランが読む業界誌に求人を出すのもいいかもしれません。

ビジュアル戦略としての「イケメン鍼灸師」のアルバイト

一鍼入魂堂は女性患者さんが多いことから、当初は女性限定でアルバイトの募集をしていました。しかし、意外にも真っ先に問い合わせがあったのは男子学生からでした。

そのレスポンスの速さにやる気を感じましたので、「やみくもに男性だからと面接もせずに断るのはいかがなものだろうか」と考えを改め、当院はあくまで女性アルバイトを優遇している旨を再度お伝えしたうえで、面接に来ていただくことになりました。

そして初対面。私の方針が一瞬で変わりました。即答で「Kくん、明日からアルバイト、よろしくお願いいたします」と。

なぜか？　彼は面接の受け答えも適確で、何より温和で素直そうな感じがとても好感を持てました。そして、プラスの要素として**とてもイケメンな男性**だったことも挙げられます。即座に「これは女性ファンが来院するな」と直感した次第です（笑）。

私は、ジャニーズ事務所のようにイケメンが勢ぞろいした鍼灸院があっても面白いかもしれないと思いました。こうした考えを不謹慎に思う鍼灸師は多いかもしれません。しかし、**開業間もない経営不安定な鍼灸院にとって、患者さんが来院する**

動機は何でもよいのではないでしょうか。とにかく来院して、通院していただかないことには始まりません。結果からいえば、**私の予想は大当たり**でした。やはりハンサムな見た目の〝若先生〟は当院に新しい風をもたらしてくれました。

また、教員養成科の女子学生のなかで、最初に面接希望の連絡をいただいたOさんとも面接しました。彼女も真面目な受け答えから、当院でアルバイトをしていただくことにしました。

私がアルバイト採用の際に最も重視している点は、「**愛想がいいか**」「**素直かどうか**」です。おそらく、どんな業種のアルバイト採用においても相違ないと思います。一方で、臨床経験の多さやスキルの高さは、あまり求めていません。それは、知識や経験の豊富さが邪魔をすることもあるからです。つまり、**人材の採用のポイントは、その人の人柄のよさ**ということになります。

雇うなら男女ペアで

当面は彼らをシフト制として、原則どちらか1名に院長の補佐してもらうことにして、スケジュールに関しては2人で相談のうえ、月末までに翌月の出勤日をシフト表に記入してもらうスタイルにしました。

本来、必要なアシスタントは1名で事足りたのですが、先述したように急きょ2名の同時採用となりました。男女1名ずつをアルバイトに採用したのには、理由があります。2人は教員養成科のクラスメイトです。きっと仕事に慣れないうちは、アルバイトがきつくて辞めたくなることがあるかもしれません。仮にアルバイトが1名採用の場合、**突然辞められたときにとても困ります。2名いることで、そのリスクヘッジ**にもなります。

さらに、1人だと仕事の悩みを抱え込んでしまうことになりかねませんが、2人なら「もうちょっとがんばってみようぜ」と、お互いに励ましあうことで壁を乗り越えられることもあります。そして、**2人いることで、お互いがライバルとし**

て切磋琢磨してくれます。これが当院によい効果をもたらすことも期待しました。

結果、すべての思惑が当たりました。また、クラスメイトとはいえ、そこは男女なので同性同士によくある、なあなあな関係にもなりませんでした。こうして2人は、一鍼入魂堂の最強アルバイトとして活躍することになっていきました。

あえて指示は出さない教育法

小さな新米鍼灸院にとって、スタッフやアルバイトにはなるべく早い段階で戦力になってもらわなければなりません。そこで**ＯＪＴ**（**On the Job Training：実務を通して仕事を学ぶ**）**が教育のベース**になります。まずは私が手本として示し、すべての言動や行動の背景にある意味合いなどを、**一度だけ説明**します。あとは即実践、彼らが担うことのできる実務については順次移譲していきます。

スタッフ教育において私が徹底したのは、あえて**できるだけ彼らに指示を出さな**

いということです。いつまで経っても「指示待ちくん」では困るからです。**自ら自発的に考え動けてこそ戦力**ですし、そして、それはやがて彼ら自身の実力になります。

たとえ院長が不在でも、彼らだけで鍼灸院の運営が成り立つように「自ら考え行動できる鍼灸師」の育成が当院の方針です。そして、「一鍼入魂堂のスタッフマニュアル」はまさに、そんな彼ら自身が自発的に作成してくれました。

学校での勉強はあくまでインプットがメインですが、**実際の鍼灸院や臨床現場ではアウトプットの質や量が求められます**。スタッフもやがては鍼灸学校の教員、あるいは鍼灸院オーナーになるときが来るでしょう。そのときに少しでも、当院での実践経験を役立ててもらいたいことも、こうした教育方針にした理由の一つです。

「考えるスタッフ」からの声は積極採用

当院では鍼灸院経営の向上のために、スタッフやアルバイトからの助言や進言をできるだけ積極的に採用しました。こうすることで「**富田の鍼灸院**」**でなく、**「**私たちの鍼灸院**」**という当事者意識をスタッフが持てる**ようになります。

当院では先述した2人を初代として、代々（後輩に受け継ぐ形で）教員養成科の学生にアルバイトをお願いしました。当院で働いたスタッフの特徴として、一鍼入魂堂を卒業する頃にはどこの鍼灸院で働いても、あるいは卒後いきなり開業しても一人前にやっていけるだけの、少なくとも「**そろばん**」**感覚を兼ね備えた鍼灸師**になっていることです。

こうした強力なスタッフのおかげで、院長は鍼灸施術のみに集中できる環境が整いました。一人院長のときには手が回らないためにお断りした予約（**機会の損失**）も少なくなり、運営の効率が格段によくなったおかげで施術人数も飛躍的に増え、**当初の心配とは逆に売り上げは安定していきました。**

当院のアルバイト給与について

とはいえ、やはり気になるのは人件費です。アルバイトの給与は、どのように決めればよいでしょうか。

当院はアルバイト料を「**時給1000円スタート**」と設定しました。アルバイトスタッフは自己申告でシフト表に始業時間と終業時間を自ら記載し（最低30分を基本単位）、それを月末締め、翌月5日に現金にて支給しました。

月平均の支払いは総額で10～15万円くらいでしょうか。当然、固定費（人件費）は増えますが、一人院長の時代に比べて、治療の効率化に伴うベッド回転率の飛躍的な向上（と売上アップ）もあり、大きな「そろばん的メリット」がありました。

当時の鍼灸業界のアルバイト開始時の時給額としては、まあまあいいほうだと思います。巷の整骨院などのアルバイト募集をリサーチすると「時給850円～」などいまだ見受けられますし、昔ながらの慣習なのでしょうか、いまだに研修や見習いと称してアルバイト料を支払わない鍼灸院もあると聞きます。これでは世間から「ブラック業界」と目されてしまうでしょう。**労働の対価はきちんと支払うべき**です。

水準よりもやや高めの設定という方針はありますが、具体的に1000円と設定した根拠は特にありません。「計算しやすいから」くらいのものです。あとは、自らがアルバイトする立場なら「最低1000円はもらわないと、割に合わないかな」という主観から決めました。

鍼灸を勉強中の先生としては、鍼灸院で働きながら実際の臨床に携わって実践を学べたうえで時給1000円ならば、アルバイトとしては上々なのではないでしょうか。さらに当院のアルバイトは鍼灸の技術的なことを習得できるだけでなく、「そろばん（鍼灸院経営）」を学べる環境ですから、1年間きちんと当院でアルバイトした卒業生は、即開業してもそこそこやっていける開業力は養成されているはずです。この「**開業力**」**は鍼灸学校ではなかなか養われないスキル**かもしれません。

一鍼入魂堂が年中無休なわけ

一鍼入魂堂は年中無休です。開業からしばらく、当院は木曜日・日曜日および祝祭日を休診日としていました。

当然ですが、鍼灸院の家賃は休診でも発生しています。ある程度、患者さんが定着しはじめて経営が安定してきた頃、知人の女性鍼灸師M先生より「(臨床力を上げるため)手伝わせてもらえないか」という申し出がありました。

彼女は美容リラクゼーション系の鍼灸に興味を持っていました。女性の患者さんが多い当院にとって、「美容」というさらなる施術オプションが増えることは大きなメリットになります。また、女性の患者さんのなかには、女性の鍼灸師を希望する問い合わせもあったことから、女性鍼灸師の潜在的ニーズは感じていたところでした。

M先生は家庭の都合上、働ける時間が限定され、ご自身での開業や他の鍼灸院でフルタイムに勤務することが難しかったので、知人である私に相談をしてくれたのでした。当院で働いていただくことは双方にメリットがあると判断し、M先生の申し出を承諾しました。

結果としては、まさに読み通り。新たにM先生の固定ファンが形成され、当院に新たな施術オプション「美容鍼」が追加されることになりました。

さらに同じ頃、海外（アメリカ・カリフォルニア州）の鍼灸資格を併せ持つ知人の鍼灸師Y先生からも、アメリカに行く準備が整うまでの期間、一鍼入魂堂で臨床をさせてもらえないかという相談がありました。もともと彼の臨床力が高いことは知っていたので、快く了承しました。

協議の結果、彼の担当曜日は木曜日と日曜日の終日、つまり本来であれば休診日であった曜日に来てもらうことにしました。木曜日もさることながら、開業当初より日曜日に開院するニーズはそれなりに見込めており、ビジネスの機会損失と考えていました。それだけに、**休診日も開院できることは当院だけでなく、患者さんにも大きなメリット**になりました。ほどなく、もともと実力のあるY先生は人気となり、瞬く間に「予約の取れない先生」になりました（経営者としてはうれしい限りですが、同じ治療家としては少し嫉妬してしまいます……)。

業務委託の条件はフェアに

こうした**業務委託のケースにおける当院の利益配分の考え方は「フィフティー・フィフティー」**、つまり当院の取り分は売り上げの50%、委託の先生の取り分も50%としました。基本的に、鍼灸院設備の使用(場所代、水道光熱費、通信費用、鍼灸用具代、暖簾代など)はすべて当院が負担し、委託の先生方にとっては費用持ち出しのリスクはありません。

しかし、委託は完全出来高の歩合給ですので、患者さんが来なければ自身の利益は上がらないという、実力だけがモノをいう至って厳しい契約です。しかし、結果として両先生とも集患に自信のある先生方でしたから、心配は無用でした。

こうして、当院は年中無休の鍼灸院となり、経営はさらに安定することとなりました。**鍼灸師の資格は取得したけれど、それを発揮する場が少ないと嘆く先生はたくさんおられます。**そうした先生たちのすべてが開業できる環境にあるわけではありません。そこで今後は、労使双方にとってメリットの大きいこうした委託制度は広く用いられるべきかもしれません。

ただし、業務委託の場合も「人選」がとても大切なことはいうまでもありません。鍼灸院側のリスクとして、誤った人選によりせっかく築き上げてきた看板や評判が失墜するかもしれません。**委託にあたっては信頼できる先生かどうか、人間性はもちろん、技術レベルも見極め、もしものリスク管理や契約をしっかりと明らかに共有しておく**ことが賢明です。

既存の鍼灸院を継承して開業する

新規開業を目指す鍼灸師の多くは、「ゼロからの開業」を考えがちです。実は「**繁**

盛鍼灸院を営業譲渡してもらう」ことで、開業初期に伴う労力や時間、コストも大幅に削減できます。これは、売主および買主の双方にとってメリットが大きい方法です。

とはいえ、先方がどのような理由で鍼灸院を譲渡しようと考えているのか、確認したほうがいいでしょう。経済的な理由、健康上の理由、家族の都合など、さまざまな理由で鍼灸院を閉院せざるを得ない状況があります。なかでも最も多いのが、経済的な理由、つまり採算が合わず鍼灸院を閉院せざるを得ないケースです。いうまでもなく、こうした**不人気の鍼灸院を営業譲渡してもらっても、メリットはあまり期待できません**。すでに好ましくない鍼灸院のレッテルが張られている場合が少なくなく、これらを挽回する労力を鑑みれば、一から開業したほうがよいケースも多いでしょう。一般的にはこうした不人気の鍼灸院を継承したい物好きな経営者は少ないと思われますが、なかには、かなりの好立地で安家賃、あるいは営業譲渡における価格が非常に安価など、掘り出し物のポテンシャル物件もあります。しかし、よほどの目利きやセンスが問われることは覚悟しておきましょう。

一方、経営者の健康上の理由や、家族の事情から閉院せざるを得ないケースではすでに優良顧客（患者さん）がファンとしてついていることも多く、**繁盛鍼灸院の譲渡メリットとして、比較的に初期より売り上げの計算が立てやすい**といった点が挙げられます。しかしながら、そうした患者さんはシビアですから、いろいろな面で前任者（経営者）と比較されます。とはいえ、よほど酷い場合は別ですが、前任者と大きく遜色のない限り、そのまま継続して来院していただけるケースが多いようです。

繁盛鍼灸院を営業譲渡する

鍼灸院を上手に引き継ぐためには、「引継ぎまでの期間」や「内容」がとても大切になります。実は私も、一鍼入魂堂の小石川院を譲渡した経験があります。ここでは、譲渡の実例として、私自身の経験をお話ししたいと思います。

数年前より海の側で暮らしたいと思っており、家族の理解も得られ、鎌倉・七里ヶ浜に引っ越すことになったことが、譲渡しようと考えた直接の理由でした。小石川院は繁盛鍼灸院だったことから、正直もったいないという考えもありました。しかし、その頃の私は鍼灸院が多忙ゆえ、目標である「鍼灸を当たり前の世の中にする」という院外活動にまで手が回らない状態でした。そこで、2つの選択肢を考えました。

● 院長を雇い、自分は経営者として関与する。
● 小石川院が繁盛しているうちに営業譲渡する。

私は後者を選択しました。通常は苦労して築き上げた繁盛鍼灸院を営業譲渡する選択をする人は少ないと思います。せっかくの繁盛鍼灸院ですから、現場は雇われ院長に託し、自らは経営者として関与したいところかもしれません。

しかし、私はそれを選択しませんでした。所詮、私は一匹狼の鍼灸師です。私自身がマネジメント力に欠落していることは認識しており、他者を管理するのは難しいという判断からでした。ましてや遠方から遠隔操作ができるほど器用ではありませんし、他人が売り上げた収支を計算し、一喜一憂するのは性に合いません。オーナーとしてのみかかわるのは精神衛生上、自分にとってよくないと思ったうえでの判断でした。

開業権を持つこの業界であれば、誰しも一度は開業（自分の城）を夢見るものです。「自分の城」だからこそ（リスクを負ってこそ）、本気で鍼灸院を死守しようとがんばることができます。もし自分が雇われ院長で、外野からオーナー面して好き勝手をいわれるのは面白くありません。それならば、きちんとやっていける人にこそ一鍼入魂堂を託そうと決めたのです。

当然、**譲渡相手は誰でもよいわけではありませんから、後継者選びは慎重に慎重を期しました**。そこで、私の知る範囲で、腕も信用も高い人を選びました。それが、小石川院現院長の高田哲矢先生です。彼は、私の鍼灸学校時代のクラスメイト。当時から優秀で性格も温厚、しっかり者でした。

鎌倉への引っ越しを考え始めていた頃に、ちょうど久しぶりに鍼灸学校時代のクラスメイトでの飲み会があり、その席で彼が独立開業を考え始めていることを聞かされました。それならばと、一鍼入魂堂の営業譲渡を考えている話を切り出しました。

後日、早い段階で彼から回答があり、もし一鍼入魂堂の話が本当であれば、自分が購入したいというものでした。とはいえ、当時、鍼灸院の営業譲渡に関する相場がいくらなのか、まったく分かりませんでした。整骨院や接骨院では営業譲渡や居抜きの話はよく聞きますが、鍼灸院の営業譲渡例はあまりないようです（営業譲渡しても魅力のない鍼灸院が多いためでしょう）。

一般に会社のM&Aや営業譲渡などでは、年収の1・2倍くらいが相場と聞いたことがあります。しかし、実情はケースバイケースで、最終的には双方の合意した金額ということになります。当院が年商1000万円を超しているから、その1・2倍の1200万円とはしませんでした。店舗を借りての新規開業であれば、通常ならば平均300〜500万円くらいはかかります。一鍼入魂堂の場合、

（はっきりした金額は公表できませんが）**新規で鍼灸院を開設したら同じくらいかかる、あるいはそれより少し高いくらいの金額**とだけお伝えしておきましょう。

しかし、本当に難しいのは、開業後の収支の安定です。新たに鍼灸院を新設するケースでは、新規の患者さん頼みです。鍼灸業界の実際を鑑みるに、新設の鍼灸院が開業当初から繁盛することはほとんど稀といえます。固定客やファンの獲得までに要する労力と時間は非常に大きいことを考えれば、繁盛院の営業譲渡は即日から売り上げ予想が立てやすいという大きなメリットがあります。我々も売り上げ予想を立て、高田先生と綿密な継承プランニングを行いました。

プランでは、**完全に高田体制に移行するまで移行期間は2カ月**。しばらくは私がそのままメインで治療を行い、その一部始終で高田先生が補佐につき、治療の一部を少しずつ担っていただく自然な形で引継ぎをしました。また、患者さんへの告知は、1カ月ほど前から院内に掲示し、かつ、すでに高田先生に面識をもった患者さんから順番に、治療前後に事情を説明する形でお伝えしました。

この頃から、私は新患の受付をせず、すべての新患は高田先生が対応しました。

新しいホームページやパンフレット制作も同時並行で行いました。高田先生は既存の一鍼入魂堂の治療法を継承しつつ、プラスアルファで自身の治療を取り入れていきました。**私と遜色ない治療とプラスアルファの新たな治療に、多くの患者さんが早い段階で高田先生を支持してくれた**ようです。ゆえに、「富田先生が離れるなら、一鍼入魂堂に行くのはやめる」と言った患者さんが少なかったのを記憶しています（治療家としては少し寂しい気持ちもありますが……）。

高田先生とは譲渡契約に際して、独立採算制を採りつつも、一鍼入魂堂という鍼灸院名とホームページの共有、物販用の商品の共同購入などを通じて、将来的には「一鍼入魂堂グループ」（資本関係はありませんが）として盛り上げていこうという趣旨としました。こうした鍼灸院の営業譲渡の仕方は珍しいと思います。**今後は双方にとってメリットの大きい、こうした鍼灸院のM＆Aや営業譲渡という開業の仕方も選択肢の一つとしてあり**ではないでしょうか。

また、従来からよくいわれている「患者さんは鍼灸院よりも先生につく」というのも、必ずしも当てはまらないようです。当院のように優秀な先生（委託のY先生しかり、今回の営業譲渡の高田先生しかり）であれば、特に問題はないようです。これから新規の開業を考えている先生にとっては、こうした選択肢があることも知っておくとよいかもしれません。

CHAPTER 8

新しい鍼灸マーケットの可能性

訪日外国人観光客という大きなマーケットの出現

２０１５年の訪日外国人観光客は、２０００万人を超えました。単純に平均滞在日数を５日間と試算した場合、「２０００万人×５日間≒延べ１億人」という**大きなビジネスマーケットが出現した**といえます。

さすがに一時期の中国人観光客による「爆買い」は落ち着いてきているようですが、依然として訪日外国人の増加に伴う「インバウンド需要の拡大」傾向はしばらく続くと予想されています。こうしたトレンドは短期的には２０２０年の東京オリンピックまでは底堅く、その先も急激に先細りするとは考えにくいと思います。なぜなら、日本には訪日外国人が増加するだけの魅力的な観光資源や理由があるからです。少子高齢化や人口減少に伴う内需の減少も深刻化するなか、政府も我が国の観光立国化を国策の一つに掲げています。

訪日外国人のニーズ変化に注目しよう！

とあるＴＶ番組で、銀座の高級寿司店で惜しげもなく飲食しているリッチな外国人カップルのインタビューが印象的でした。彼らは「今やインターネットの普及でほとんどのモノは買えるようになった。しかし、例えば、ここのお寿司（一流の職人の技術を含む）はここでしか食べることができない」とコメントしていました。

このコメントが示すように、インバウンド需要は「コト」の希少性を重視し、「**モノからコトへ**」**ニーズがシフトし始めています**。ネット通販が当たり前の現代、「モノ」は世界中どこからでも容易にアクセスして購買できますが、「コト」についてはまだまだ**現地でしか体験・経験できない**ことが多いからです。

そう考えると今後ますます、彼らの消費は日本でしか体験・経験できない「コト」にフィーチャーされていくだろうと予測できます。ということは、日本の伝統文化やカルチャー（サブカルチャー含む）、そして「日本式」を掲げるジャンルやフィールドでは、ビジネスチャンスが広がる可能性があります。

「時流に乗ること」、**すなわち「変化に対応すること」は、これからの鍼灸院経営に求められる絶対必要なスキルであり、時代潮流を読み取るリテラシーを高めることが重要です。**

先述の傾向から、私は、鍼灸治療もやり方や伝え方次第で、今後こうしたインバウンド需要の恩恵にあずかる可能性は大きいと予測しています。**日本の伝統的なものを好む訪日外国人が、日本の伝統医学である鍼灸に興味を持つ可能性も極めて高い**と思われるからです。

この予測は、単なる希望的観測ではありません。私自身の経験に裏づけがあります。一鍼入魂堂は、「鍼灸のインバウンド需要」の先駆けとなる鍼灸院の一つだったのではと自負しています。現在ほど「訪日外国人客」や「インバウンド需要」が脚光を浴びる以前から、当院には在日外国人の患者が多く、最も多いときには全患者数の10％近くを外国人が占めていたこともあるのです。

外国人観光客は案外簡単に呼び込める！

当院が在日外国人から支持された理由は２つあります。

【1】ビジュアル戦略

ビジュアル戦略の項（P.82）でも触れたように、「古民家風鍼灸院」というデザインの特徴による効果は大きかったです。日本的なものや伝統的な佇まいを好む外国人のニーズにマッチしたのだろうと思います。実は「**古民家風鍼灸院**」**によって外国人を呼び込むという戦略は偶然生まれたまぐれ当たりではなく、確信的な戦略でした。**

この確信の裏には、私の経験がベースにありました。

遡ること鍼灸の勉強を始めるよりもずっと以前に、ハワイの友人が来日しました。観光ガイドがてら、私が「おもてなし」をしたときのことです。当初、私は東京の最先端スポットを中心に連れて行きました。それなりに反応はありましたが、意外なほど、私が期待するようなリアクションは得られませんでした。堅実家である友人の財布の紐が堅かったのを今でも記憶しています。

その後、日本的なものや伝統的なものを見せたいと、定番の浅草を訪れたとき、友人の表情も財布の紐も一変しました。かなり興奮している様子で、さっそく土産物屋に入るや否や（私から見ればまったく興味の持てない）「草履」「ハッピ」「提灯」などをそれこそ爆買いし始めたのでした（笑）。

このとき、**自分（日本人）が思う日本のすばらしいものと外国人がすばらしいと思うものの間には大きな感性のギャップがあり、そこに本質を見た**ように感じたのを強烈に記憶しています。訪日外国人はベタな日本的なもの、あるいは伝統的なものを、日本人が想像するよりもはるかに好む傾向は高いのです（でなければ日本に観光しに来ませんよね）。

この経験から、「日本の伝統美のなかで日本式鍼灸を堪能していただく」コンセプトの「古民家風鍼灸院」は外国人患者を呼び込むことができると確信し、実際その通りになりました。**「古民家風鍼灸院」のビジュアル戦略は、今後のインバウン**

ド市場においても適応すると、私は自信を持って提唱します。

【2】英語（外国語）対応できる体制づくり

以前の当院ホームページには英訳したページがあり、営業時間内はスタッフのうち最低でも1名は英語対応できる者が常駐していました。当時、こうした鍼灸院はまだ非常に少なかったようです。

今や鍼灸（Acupuncture）マーケットはワールドワイドです。米国をはじめ、ヨーロッパやオーストラリアなどでも鍼灸は実践されています。また、海外では比較的裕福な層が、鍼灸を支持しているといわれています。**旅行でも仕事でも長期間来日した際、彼らは日本で質のよい鍼灸院を探しています。**

しかし、英語のホームページを常設し、英語対応できる鍼灸院はまだまだ少ないです。そのため、当院は重宝されました。**英語が通じる鍼灸院がまだ少ないからこそ、外国人対応ができる鍼灸院は他から一歩抜きん出てチャンスをつかむ可能性**があります。

鍼灸師も、やはり英語はできたほうがよい時代

当院の例を出すまでもなく、今後さらに高まるであろう訪日外国人のインバウンド需要に対応すべく、**訪日外国人マーケット対策として最低限の英会話力が必須**となるでしょう。

「今から英語を習いに行くのはしんどい」というのは、とても理解できます。しかし、鍼灸院で求められる英会話レベルは、何もベラベラで流暢な英会話ではありません。私は一応ハワイの大学を卒業していますが、英語を本格的に始めたのは大学からで、到底ネイティブレベルからはほど遠く、勉強で習得したレベルの英語は継続的に勉強しなければすぐに忘れてしまう程度のものです。それでも、外国人患者に対応することができました。

要は、**確実に相手の目的やニーズが理解できればよい**のです。具体的にいえば、「来院→問診→施術→会計→次回予約」に至るまでの一連の流れを英語でできればよいということです。実は鍼灸院で話される会話は、比較的ルーティンなものが多いで

す。例えば、英語訳の予診表〔図15〕レベルをあらかじめ理解できれば、施術は成り立ってしまいます。ですから、一旦パターン化して習得してしまえば、思うより難しいものではありません。

今後、鍼灸師向けの英会話教室はニーズがあるかもしれませんので、オープンを検討しておきます（笑）。

日本鍼灸をアウトバウンドする時代の到来

「インバウンド」の次は「アウトバウンド」について検討してみます。

世界の鍼灸マーケットにおいて、現在の主流は中医鍼灸（Traditional Chinese Medicine:TCM）です。日本の鍼灸はグローバリゼーションにおいて後れを取ってしまったことは否めません。しかし、私は単純に、訪日外国人客が帰国後に日本で気に入ったモノやコトを継続する可能性は高いのではないかと考えます。すなわち、日本での鍼灸体験がきっかけとなり、母国で鍼灸を受療し始め、**日本鍼灸を提供する鍼灸院を探すようになる傾向が高まる**のではないかと思います。

しかし、海外ではいまだ日本鍼灸を実践している鍼灸院は少ないです。楽観的な私はここに**大きなチャンスを見、海外へ日本鍼灸を広める次の一手を密かに探っています**。今のところ、私がターゲットとしているのはハワイとニューヨークです。どちらもすでに鍼灸マーケットが確立されており、患者ニーズも高いのが特徴です。実は、私は数年前より海外進出への布石として、米国NCCAOM（日本でいうところの国家試験を実施している試験機関）試験を受験し、2科目合格しています［図16］。おそらく日本の鍼灸学校卒の日本人鍼灸師でNCCAOMの受験資格を得て、2科目合格している人は非常に少数なはずです。余談ですが、NCCAOM合格に至るまでの過程は、本をもう1冊書けるほど、いろいろなことがありました。米国の鍼灸教科書を取り寄せ、独学で勉強し、数年間にわたってNCCAOMと個人的なやり取りと交渉を繰り返しもしました。

話を戻せば、日本の**インバウンド需要の高まりをきっかけに、海外マーケット進**

図 15

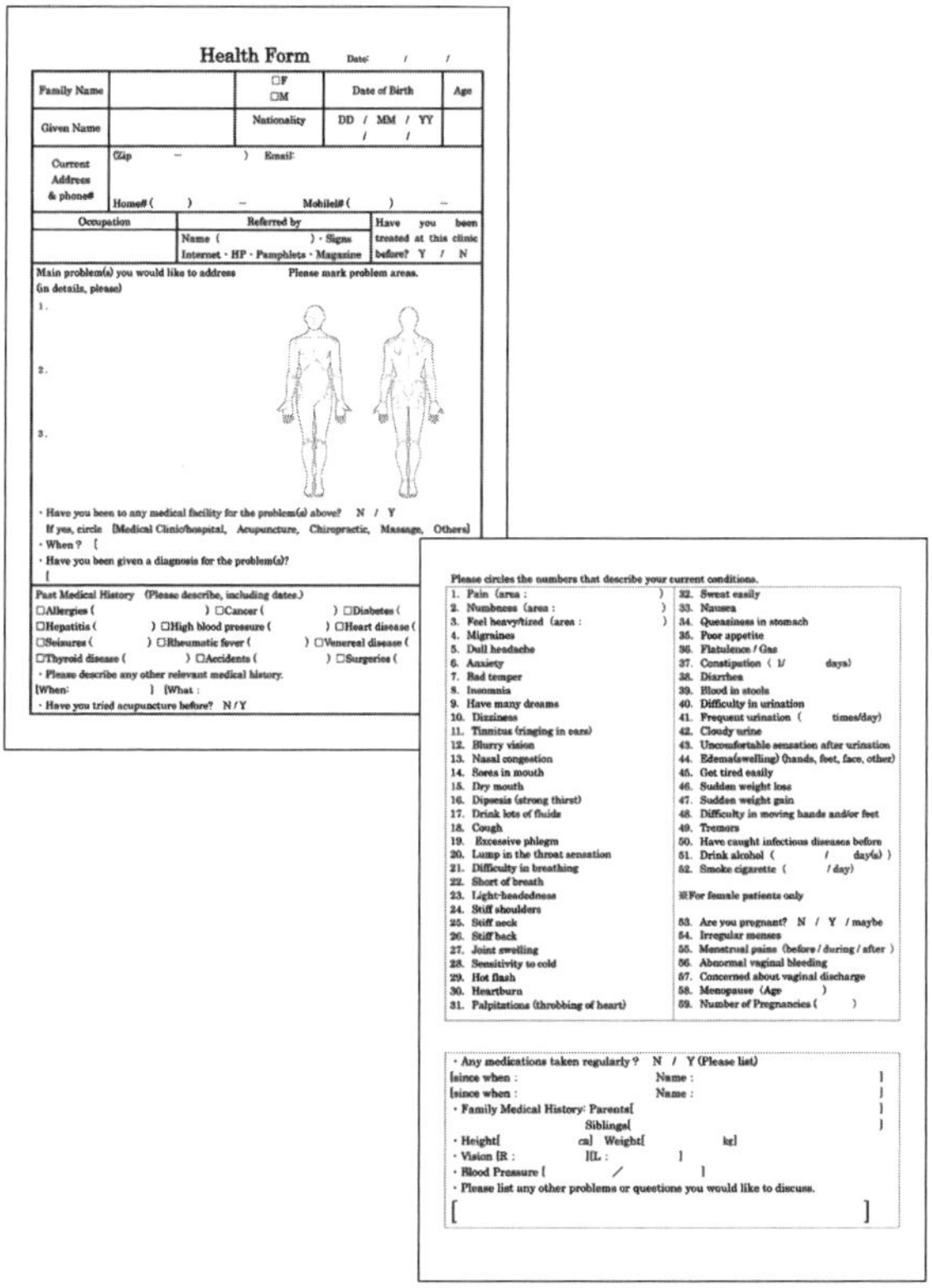

Health Form　Date:　/　/

Family Name		□F □M	Date of Birth	Age
Given Name		Nationality	DD / MM / YY / /	
Current Address & phone#	(Zip —) Email: Home# ( ) — Mobile# ( ) —			

Occupation	Referred by	Have you been treated at this clinic before? Y / N
	Name ( ) · Signs Internet · HP · Pamphlets · Magazine	

Main problem(s) you would like to address (in details, please)　Please mark problem areas.

1.

2.

3.

· Have you been to any medical facility for the problem(s) above?　N / Y
If yes, circle [Medical Clinic/hospital, Acupuncture, Chiropractic, Masange, Others]
· When ? [
· Have you been given a diagnosis for the problem(s)?
[

Past Medical History (Please describe, including dates.)
□Allergies ( ) □Cancer ( ) □Diabetes (
□Hepatitis ( ) □High blood pressure ( ) □Heart disease (
□Seizures ( ) □Rheumatic fever ( ) □Venereal disease (
□Thyroid disease ( ) □Accidents ( ) □Surgeries (
· Please describe any other relevant medical history.
[When:] [What :
· Have you tried acupuncture before?　N / Y

Please circles the numbers that describe your current conditions.

1. Pain (area :)	32. Sweat easily
2. Numbness (area :)	33. Nausea
3. Feel heavy/tired (area :)	34. Queasiness in stomach
4. Migraines	35. Poor appetite
5. Dull headache	36. Flatulence / Gas
6. Anxiety	37. Constipation (1/ days)
7. Bad temper	38. Diarrhea
8. Insomnia	39. Blood in stools
9. Have many dreams	40. Difficulty in urination
10. Dizziness	41. Frequent urination (times/day)
11. Tinnitus (ringing in ears)	42. Cloudy urine
12. Blurry vision	43. Uncomfortable sensation after urination
13. Nasal congestion	44. Edema(swelling) (hands, feet, face, other)
14. Sores in mouth	45. Get tired easily
15. Dry mouth	46. Sudden weight loss
16. Dipsesis (strong thirst)	47. Sudden weight gain
17. Drink lots of fluids	48. Difficulty in moving hands and/or feet
18. Cough	49. Tremors
19. Excessive phlegm	50. Have caught infectious diseases before
20. Lump in the throat sensation	51. Drink alcohol (/ day(s))
21. Difficulty in breathing	52. Smoke cigarette (/ day)
22. Short of breath	
23. Light-headedness	※For female patients only
24. Stiff shoulders	
25. Stiff neck	53. Are you pregnant? N / Y / maybe
26. Stiff back	54. Irregular menses
27. Joint swelling	55. Menstrual pains (before / during / after)
28. Sensitivity to cold	56. Abnormal vaginal bleeding
29. Hot flash	57. Concerned about vaginal discharge
30. Heartburn	58. Menopause (Age)
31. Palpitations (throbbing of heart)	59. Number of Pregnancies ( )

· Any medications taken regularly ?　N / Y (Please list)
[since when :　Name :　]
[since when :　Name :　]
· Family Medical History: Parents[　]
Siblings[　]
· Height[　cm]　Weight[　kg]
· Vision [R :　][L :　]
· Blood Pressure [　/　]
· Please list any other problems or questions you would like to discuss.
[　]

一鍼入魂堂で使用している英語版の予診表

出（アウトバウンド）のチャンスもまた広がることは明白です。さらに、海外展開を実践する日本人鍼灸師は圧倒的に少ないので、日本鍼灸普及パイオニアとしての先行者利益は大きいと考えます。もしかしたら国内の既存の小さい鍼灸マーケットのパイを取り合うよりも、**いきなり米国など海外の大きなマーケットを掘り起こしてみるほうが効率がよいかもしれません**（もちろん、そう簡単にはいかないと思いますが……）。

その手始めとして2016年7月、ニューヨークの鍼灸大学2校（トライステート大学、パシフィック大学）と開業鍼灸院（3院）で、私も参加する臨床トリガーポイント研究会のセミナーやワークショップを開催しました。現地在住の日本人鍼灸師はもちろん、米国人鍼灸師や学生が多数参加してくれました。さらに、日本人鍼灸師や現役学生らが発起人となって勉強会が立ち上がり、今後は日米の短期交換スタディツアーなども企画することができました。アメリカにおいて、すでに日本鍼灸のニーズが非常に高いことを改めて強く感じられました。

図 16

NCCAOM

National Certification Commission for
Acupuncture and Oriental Medicine (NCCAOM)

150730

Hidenori Tomita
[redacted]
JPN

Examination: Acupuncture with Point Location
Exam Date: July 04, 2013
Result: PASS

CONGRATULATIONS! You have passed Acupuncture with Point Location.

Please note that you will be receiving a separate official letter of notification from the NCCAOM for each exam module taken, indicating a status of "pass" or "fail".

Candidates who have fulfilled all certification requirements can expect to receive a letter from NCCAOM confirming certification within six weeks. Required documentations for certification are as follows:

- Graduation transcript sent directly from your educational institution
- A Clean Needle Technique (CNT) certificate sent to NCCAOM directly from the Council of Colleges of Acupuncture and Oriental Medicine (CCAOM). Please visit the CCAOM website at www.ccaom.org <http://www.ccaom.org> for more information on scheduling to take the full-day in person CNT course or to have verification of the CNT certificate sent directly to NCCAOM. (This requirement applies to candidates for certification in Acupuncture or Oriental Medicine only).

To verify required documents recorded with NCCAOM, please email docs@thenccaom.org with subject line: Document Verification for LAST NAME, FIRST NAME, NCCAOM ID (found on right top corner of this letter). A verification response will be emailed within 5 business days.

Please note that NCCAOM will not automatically send score reports to any regulatory agency. Candidates must request this service using the Exam Results and Certification Verification Form. This form can be downloaded from the homepage of the NCCAOM website (www.nccaom.org) under Forms.

If it has been more than six weeks since your final exam and verification of required documents, and if you have yet to receive a letter from NCCAOM confirming certification, please contact NCCAOM at 904-598-1005. Thank you.

NCCAOM（Acupuncture with Point Location）の合格証書

おわりに

「はじめに」で述べたように、私は遠回りに遠回りを重ね、鍼灸院を開業しました。しかし、それ故に、もしかしたら経営における最も大事なスキル、それは「行き当たりばったり力」なのかもしれないと感じています。

ハワイの大学をギリギリで卒業した、決してハイレベルではない英語力が少しつきました。コネ入社した広告代理店では、花形とは縁遠い事務ワーク。極めつけは、身をわきまえずに勘違いで始めた化粧品ベンチャー起業の挫折（わずか3年間です）。このように、それぞれ大した「結果」は得られませんでした。一つひとつのスキルや能力を比較すれば、世の中には私よりも格段に優れた人はたくさんいます。ここまで大した結果も得られず、個々の能力も低い私でしたが、一方で「一個人がこれらの能力や経験を（広く浅くですが）併せ持つこと」は稀かもしれないとも思いました。

実はこの「場当たり的な生き方」が、開業においては大いに活かされることになったのです。

鍼灸院を開業したばかりの新米院長には、「臨床家」以外にもさまざまな役割が求められます。あるときは経営者であり、広告宣伝マンであり、経理担当者であり、人事部長であり、マーケッターであり、掃除から予約の管理、雑務一般まで複数の役割を担います。こうした一人何役もこなさなければならない開業鍼灸師の働き方に対して、場当たり的にいろいろやってきたので、案外すんなりと「院長業」に適応することができました。

私は本当にたくさんの失敗経験や実践から、数多くのビジネスエッセンスを学ぶことができました。おかげさまで開業して5年。現在は順調に2店舗目を出店するまでに至りました。一見、回り道ばかりだった期間が、「最難関」とまでいわれる鍼灸院開業のための力を養うための時間だったのかもしれないと思いました。

「受療率1ケタ時代」などと聞くと、誰だって少しは弱気になりますよね。そりゃできるだけ失敗はしたくないものです。

でも、「失敗」って結局のところなんなんでしょうか？

筆者が思う「失敗の定義」は、「死に際に、あれをやっておけばよかった、これをしておけばよかったと後悔をすること」です。人生は泣いても笑っても一度きり。最終的にはいろいろなチャレンジやたくさんの体験をして、人生は豊かに楽しんだもの勝ちです。

何かにチャレンジすれば、そうそう勝ってばかりの人生もありませんし、むしろ負け戦から学んで成功した事例も数え切れません。ただ一つだけいえることは、**チャレンジしなかった人に「勝利」はありません**。

正直、筆者は決して大した成果を残せているわけではありませんが、常にその時々のやりたいことに対して、常に前向きにチャレンジしてきたことだけは自負できます。

「鍼灸医学」は、すばらしい人類の叡智の集積です。

これは相当な自信を持っていえることです。すばらしいものを多くの人に伝えたいというのは、これは皆が持っている本能なのではないでしょうか。当然、鍼灸師ならば鍼灸のすばらしさを知ってもらいたいし、体験していただきたいし、できれば継続してほしいはずです。なぜなら、もしかしたら1回1回は小さな鍼灸施術の積み重ねかもしれませんが、やがて患者さんにとって必ずや大きなメリットになることを経験的に知っているからです。それ故、できるだけ多くの患者さんとできるだけ長い関係を築ける、素敵な鍼灸院が爆発的に増えることを願ってやみません。

それでは、一般の方が鍼灸院にいらっしゃる目的とは何でしょうか？

「身体の不調を治癒したい、緩和したいからに決まっているでしょう？」とおっしゃる先生が大半なのではないでしょうか。しかし、それほど、一般の方々には鍼灸治療が認知されていないのが現状です。実際、身体の不調時には、大抵の人はまず病院を受診するだろうと思います。なかには、ごく少数のマニアックな方（受療率4％）がいろいろな経緯や理由もあって、鍼灸院を受療されているといったところかもしれません。

つまり、そう考えると、

「一般の健康人」－「身体の不調を訴える人」－「まず病院を受診する人」≠「鍼灸を受診する人」

という図式が成り立ち、鍼灸院は「非常に」ニッチ、かつ「永久に」ニッチなマーケットだといわざるを得ません。

このニッチすぎるマーケットに、毎年４０００人オーバーの新人鍼灸師が輩出され、すでに登録鍼灸師は15万人を超えるといわれ、鍼灸マーケットは過当競争化しています。これを額面通りに捉えれば、とても生業として成り立ちにくいといえます。

問題の根本は、鍼灸院に来院される目的や頻度が「身体の不調の軽減」に限定されすぎるところにあると考えます。

多くの鍼灸師も患者さんも、鍼灸の価値は「鍼灸で患者さんの物理的愁訴を軽減すること」と思い込んでいます。当然、愁訴の軽減は当面の目的ではありますが、鍼灸院が提供する価値の一つに過ぎないと考えます。

鍼灸には、もっと大きな可能性や価値があるのではないでしょうか。治療後、「いや〜、いい時間を過ごせたよ」という何気ない患者さんの一言。これ、私にとって最もうれしい褒め言葉です。「鍼灸が単に身体を治癒させること」であるならば、治癒すること（あるいは治癒できなければ）で一旦、鍼灸院と患者さんの関係は完結します。しかし、「一生を通じて健康な生活をサポートする鍼灸院」にとっては、身体の不調時に留まらず日常的な心身の健康サポートが主たる目的となります。

もちろん末長く通院していただくには、単なる治療に留まらず、「継続して来院したい」というモチベーションが必要です。このとき、先述した患者さんの「ここに来るとすばらしい時間がすごせる」というリアクションに、「鍼灸が提供できる大きな価値」の最大限のヒントが隠されていると思います。

「鍼灸院の日常使い」という、患者さんと鍼灸師の新たな関係性の構築こそ、個々の鍼灸院の持続可能な経営を可能にするだろうし、ひいては「鍼灸を当たり前の世の中にする」うえで必要な考え方だと感じています。

■著者紹介

富田秀徳（とみた・ひでのり）

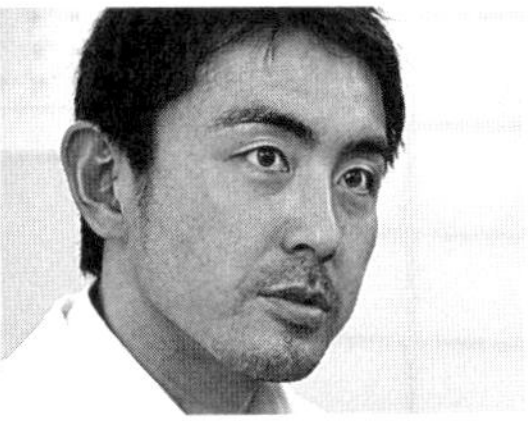

【略歴】2010年、東京医療専門学校教員養成科卒業。同年、東京都文京区小石川に鍼灸院「一鍼入魂堂」と漢方薬店「漢方庵美々堂」を開業。2015年、一鍼入魂堂鎌倉治療院を開業。ハワイの大学を卒業し、広告マンからの転身、さらにベンチャー起業の経験や鍼灸の傍ら不動産業も兼務するなど、幅広くビジネスで活躍した経歴を持つ。豊富なビジネスバックボーンから得られた、「小さな鍼灸院でも開業1年で年商1000万円達成は決して難しくない」とする独自の理論と発想には定評がある。「鍼灸を当たり前の世の中にする」がライフワーク。

即　実　践　！
受療率1ケタ時代を生き残る

鍼灸院経営術

開業鍼灸院の年商1000万円が
当たり前になれば
鍼灸業界は変わるかもしれない

2016年9月10日　初版第1刷発行

著　者　富田秀徳
発行者　戸部慎一郎
発行所　株式会社 医道の日本社
〒237-0068
神奈川県横須賀市追浜本町1-105
電話（046）865-2161
FAX（046）865-2707

カバー・本文デザイン　椿屋事務所

　印刷：図書印刷株式会社　ISBN978-4-7529-9028-4